100 schnelle Fett-weg Ideen

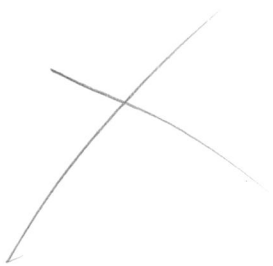

Anja Ellermann

100 schnelle Fett-weg Ideen

Abnehmtricks von A bis Z

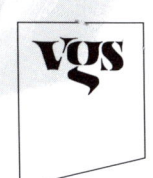

Die Informationen und Anleitungen in diesem Buch sind von Autorin und Verlag nach bestem Wissen und Gewissen sorgfältig erwogen und geprüft, stellen aber keinen Ersatz für eine medizinische Betreuung jeglicher Art dar. Autorin und Verlag übernehmen keinerlei Haftung für etwaige Personen- oder Sachschäden, die sich aus dem Gebrauch oder Missbrauch der in diesem Buch vorgestellten Tipps und Informationen ergeben.

Die Deutsche Bibliothek – CIP-Einheitsaufnahme
Ellermann, Anja:
100 schnelle Fett-weg Ideen : Abnehmtricks von A bis Z / Anja Ellermann. - Köln : vgs, 2001
ISBN 3-8025-1448-3

Umschlagfoto: Pictor International
Umschlaggestaltung: Sens, Köln
Redaktion: Alexandra Panz
Produktion: Angelika Rekowski
Gestaltung und Satz: Magdalene Krumbeck, Wuppertal
Illustrationen: Magdalene Krumbeck, Wuppertal
Druck: Druckhaus Beltz, Hemsbach
Printed in Germany
ISBN 3-8025-1448-3

Besuchen Sie uns unter: www.vgs.de

Inhalt

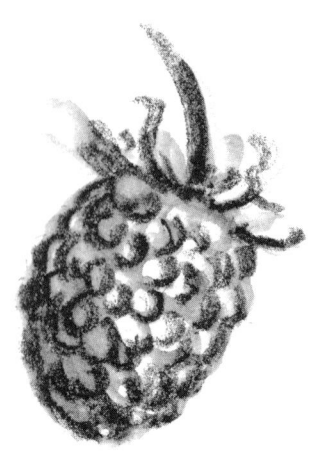

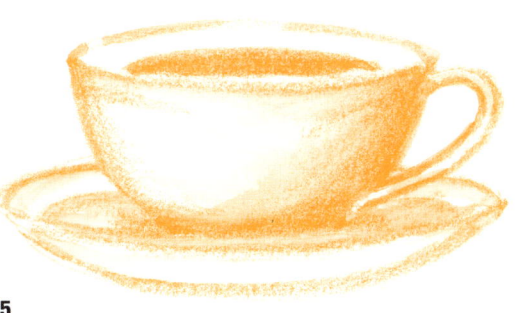

Das Crash-Programm für den Notfall **101**

Register **105**

Vorwort

Manche behaupten, man könne nicht dünn genug sein. Wie eine meiner Kolleginnen, deren Leben aus viel Arbeit, häufigen Einladungen und den paar Salatblättchen besteht, die sie täglich – klagend – vertilgt. Zugegeben: Schlank sein ist schön, und alle bewundern eine Superfigur, aber muss das auf Kosten eines der wichtigsten Genüsse unseres Lebens sein, des guten Essens?

In den 30er Jahren stöhnte der amerikanische Journalist und leidenschaftliche Genießer Thomas Woollcott: „Alles, was ich wirklich mag, ist entweder unmoralisch, ungesetzlich oder macht dick." Seither haben sich Moral und Gesetz erheblich geändert, das Dickwerden leider nicht. Wir leben in einer Welt, in der die Medien Models zum Maßstab machen. Von Plakaten strahlen uns Superweiber mit Traumkörpern an, in Zeitschriften folgen auf Diätvorschläge Modefotos mit halben Kindern, die aussehen wie schick gekleidete Thermometer. Das Fernsehen will uns weismachen, dass jede Polizeikommissarin Gardemaß hat, dass jeder Soap-Teenie ohne weiteres für Vogue arbeiten könnte.

Da tut es richtig gut, wenn man erfährt, dass Cindy Crawford z.B. Probleme mit ihren Oberschenkeln hat. Das hat nichts mit Schadenfreude zu tun, sondern mit Erleichterung. Solche Meldungen lese ich meistens ein zweites Mal und esse dabei genüsslich ein Plätzchen.

Genauso wie ich das getan habe, bevor ich zum Fernsehen kam. Das ist jetzt neun Jahre her. Damals, als ich plötzlich nicht mehr „nur" Studentin war, wurde mir schlagartig klar, dass in diesem Job normal einfach nicht gut genug ist. Und eine normale Figur erst recht nicht. Die Arbeit hat mir von Anfang an Spaß gemacht, und ich wollte natürlich mithalten – auch figürlich. Wenn man allerdings nur von Reiscracker essenden Frauen umgeben ist, fällt das schwer. Ich habe sogar mal mit einer Pulverdiät abgenommen, weil das in der Redaktion gerade „in" war. Dünn war ich, zu dünn. Ich habe mich schlecht gefühlt, und irgendwann hatte ich endgültig genug vom ewigen Diätwahn. Seitdem sammle ich Schlankheitstipps und esse mit Köpfchen. Stress wegen ein paar Pfunden mache ich mir längst nicht mehr. Und bin seitdem dauerhaft schlank! Ich esse, was mir schmeckt, und treibe regelmäßig Sport.

Doch wir müssen uns nichts vormachen: Es ist einfach so, dass die meisten Frauen für ihre schlanke Linie ganz schön viel tun müssen. Ohne kalorienarme Ernährung und viel Bewegung gerät fast jede Figur recht schnell aus den Fugen. Und weil das so ist, hat jede Frau ein paar ganz persönliche Schlankheitstricks auf Lager.

Ich z.B. schwöre auf Geflügel mit Zitronensaft vor dem Schlafengehen, denn dieser Fettkiller wirkt über Nacht, während ich beruhigt von Schokoladentorten träume. Und wenn mir ein üppiges Abendessen bevorsteht, esse ich tagsüber frische Ananas. Die darin enthaltenen Enzyme programmieren den Stoffwechsel nämlich schon auf Verarbeitung, sodass auch ein Vier-Gänge-Menü nicht ansetzt.

Eine schöne Figur und ein gutes Essen müssen einander also nicht ausschließen. Schlank werden und – noch schwieriger – auch bleiben, ohne wochenlange Qual und ständiges Hungern, kann sogar Spaß machen. Auch mal richtig schlemmen, ohne schlechtes Gewissen – darum geht es in diesem Buch. Mit Fettpölsterchen werden Sie 100-mal fertig – schlagen Sie einfach nach! Einige der Tipps werden garantiert zu Ihren persönlichen Beauty-Secrets werden, die Sie höchstens Ihrer besten Freundin verraten.

Viel Spaß beim Ausprobieren wünscht Ihnen

Ihre Anja Ellermann

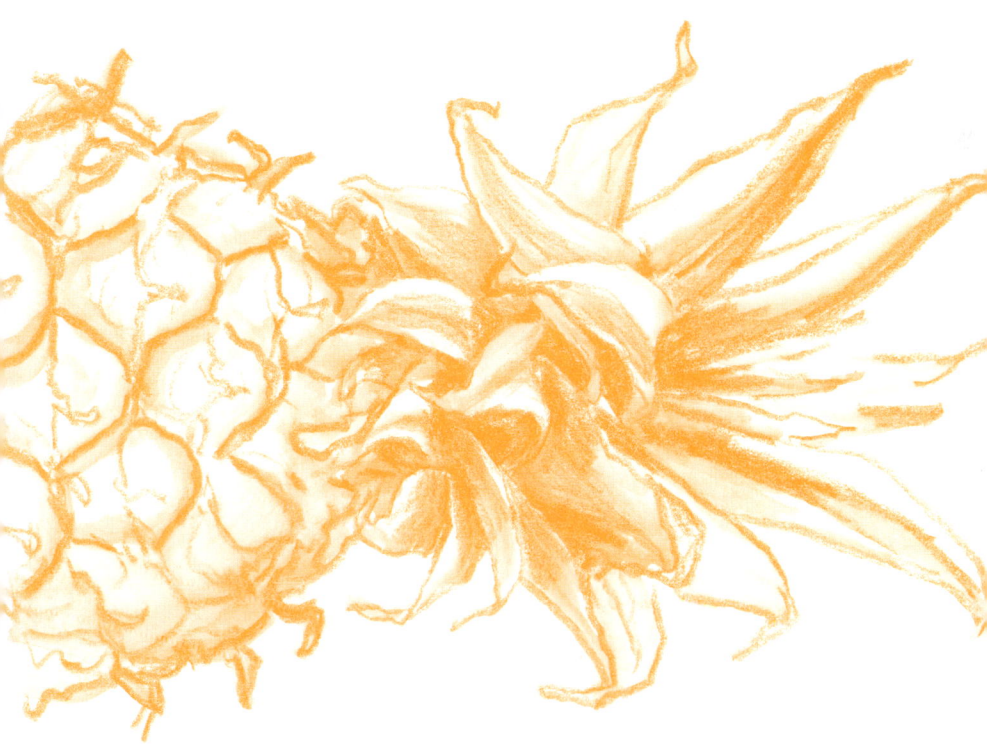

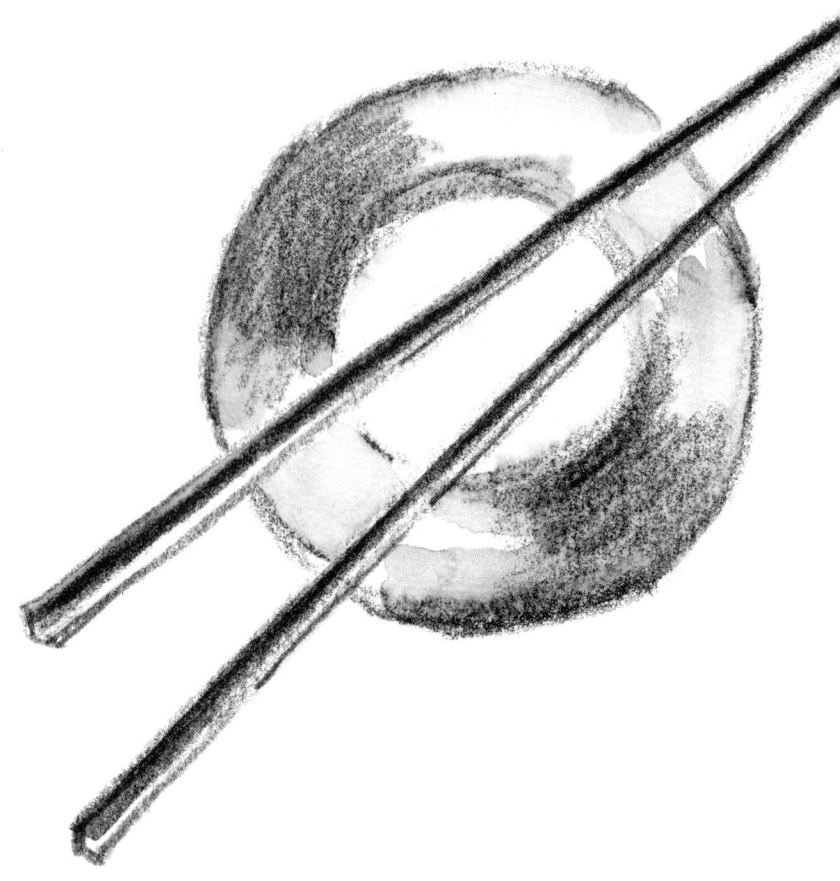

Für einen
schlanken Lebensstil

Natürlich können Sie mit den richtigen Nahrungsmitteln eine Menge Kalorien einsparen und so abnehmen. Aber noch viel effektiver ist es, wenn Sie die richtigen Nahrungsmittel geschickt anwenden und die Kalorienverbrennung durch etwas Bewegung und kleine Tricks im Alltag unterstützen. Sie werden überrascht sein, wie einfach das geht und wie schnell Sie sich daran gewöhnen. Oder wussten Sie schon, dass Sie bereits durch eine niedrigere Zimmertemperatur schlank werden können? Diese und andere erstaunliche Erkenntnisse finden Sie in dem folgenden kleinen Kapitel über einen bewegungsbejahenden und „figurfreundlichen" Lebensstil.

Bewegung

Siehe auch Joggen *Seite 21 und* Sport *Seite 27 sowie* Wassergymnastik *Seite 28.*

Bewegung bringt's immer: Auch kleine Fußwege machen fit und schlank. Zehn Minuten Treppensteigen verbrauchen immerhin 100 Kalorien. Täglich drei Kilometer zu Fuß und ein längerer Fußmarsch von eineinhalb Stunden in der Woche verbrennen zusätzlich 1200 Kalorien. Nach einstündigem Putzen können Sie immerhin 260 Kalorien abschreiben, nach dem Bügeln 240. Danach bloß nicht zur Belohnung zum Schokoriegel greifen: 100 Gramm davon, und schon sind 500 Kalorien wieder drauf.

Wer kleine Wege mit dem Rad erledigt, stärkt Herz und

Kreislauf und formt die Figur. Und in 30 Minuten werden ca. 250 Kalorien abgestrampelt. Wer lieber drinnen bleibt und Gymnastik vorzieht, verbraucht in 15 Minuten 65 Kalorien. Schwimmen ist für den ganzen Körper gut, die Muskulatur wird gestärkt, ohne dass die Knochen belastet werden, wie es z.B. beim Joggen der Fall ist. 15 Minuten Brustschwimmen, und Sie haben bis zu 160 Kalorien verbraucht.

Diät

„Ich bin seit zwei Jahrzehnten auf Diät. Ich habe insgesamt 789 Pfund abgenommen. Eigentlich müsste ich wie ein Armbandanhänger aussehen." Damit drückt Erma Bombeck den Frust aller Diätgeschädigten aus, deren Gewicht sich nach einer Diät ganz schnell wieder in den gewohnten Regionen ansiedelt.

Wer meint, er müsse nach einer Diät nicht komplett seine Ernährung umstellen, hat alle abgenommenen Pfunde schnell wieder drauf und meist sogar noch etwas mehr. Mit Diätprodukten aus der Apotheke nimmt man natürlich ab, doch nach einer zweiwöchigen Pulverkur hat man einen solchen Heißhunger auf alles, was nicht angerührt wird und nach künstlicher Vanille schmeckt, dass man das mit asketischer Disziplin erhungerte Gewicht einfach nicht halten kann. Auch die Kohlsuppen-Diät entschlackt und wirkt durchaus, allerdings bei permanentem Magenrumoren und Bauchschmerzen. Nach ein paar Tagen hilft dann auch kein Fencheltee mehr – nur noch ein ordentliches Stück Brot.

Seit einigen Jahren gibt es Diätpillen wie Xenical, die die Fettaufnahme im Körper verringern oder das Hungergefühl stark eindämmen. Diese Präparate sind verschreibungspflichtig und wegen ihrer Nebenwirkungen wie Durchfall, Schlafstörungen und Herzprobleme nur für krankhaft übergewichtige Patienten geeignet.

Auf Dauer hilft beim Abnehmen nur eine ausgewogene kalorien- und fettarme Ernährung kombiniert mit Sport.

Entschlackung

Mal wieder zu oft um die Häuser gezogen und dabei zu viele Cocktails geschlürft, zwischendurch im Suff Burger mit Fritten gegessen, und so sehen Sie auch aus? Dann wirkt ein Entschlackungstag wahre Wunder, denn mit Obst, Gemüse und Säften wird der Körper schnell entgiftet. Trinken Sie am Morgen zunächst einen gemischten Obstsaft aus gepressten und entsafteten frischen Früchten.

Dann kommt das Frühstück: Frisches Obst Ihrer Wahl, nur keine Bananen, denn die sind zu kalorienreich. Mischen Sie Saisonobst mit tropischen Früchten. Und trinken Sie dazu Kräutertee. Koffein ist nicht erlaubt, also gibt es keinen schwarzen Tee oder Kaffee. Mittags zunächst wieder Saft, diesmal ein großes Glas frisch entsaftetes Gemüse, z.B. Sellerie, Möhren, rote Beete und Spinat. Anschließend gibt

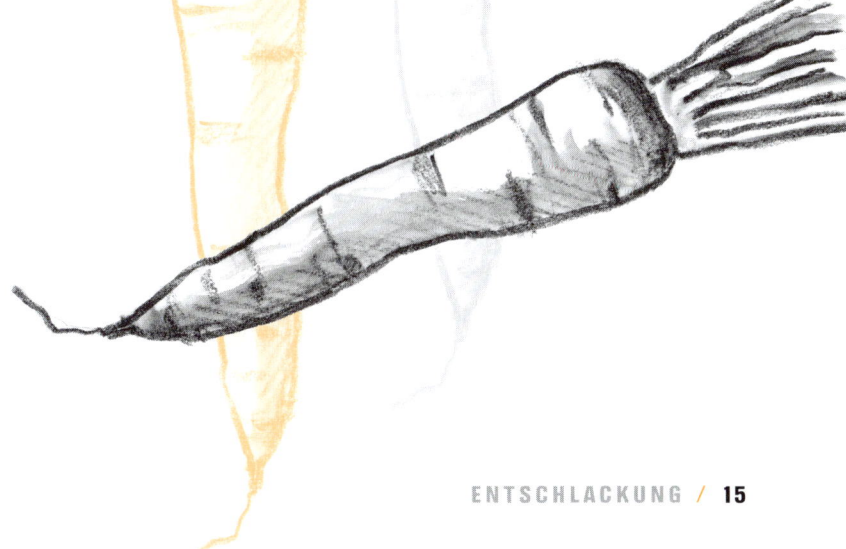

es eine große Portion Salat. Natürlich nur mit frischen Kräutern, nicht mit Salatsoße. Das Abendessen besteht dann aus frischem Gemüse- oder Obstsaft und einem kleinen Salat. Wasser und Kräutertees sollten Sie den ganzen Tag über trinken, Saft alle zwei bis drei Stunden.

Nach so einem Entschlackungstag fühlt man sich richtig gereinigt. Der Darm wird durchgespült und die Leber entgiftet, der Körper entlastet. Da will man erstmal gar keine ungesunden Nahrungsmittel sehen. Am besten immer mal zu Obst und Gemüse greifen, vorzugsweise roh, oder auch mal eine entwässernde Spargelmahlzeit einlegen. Gewöhnen Sie Ihren Körper langsam wieder an das normale Essen.

Und den Entsafter auch nach diesem Tag weiter benutzen! Zitronen- und Ananassaft entwässern stark. Frischer Ananassaft lindert dazu noch mit seiner beruhigenden Wirkung auf das Muskelgewebe PMS. Ein Saunabesuch nach dem Rohkosttag (nicht am Tag selbst, das belastet den Kreislauf zu sehr) entschlackt zusätzlich, und das merken Sie ganz bestimmt am Hosenbund.

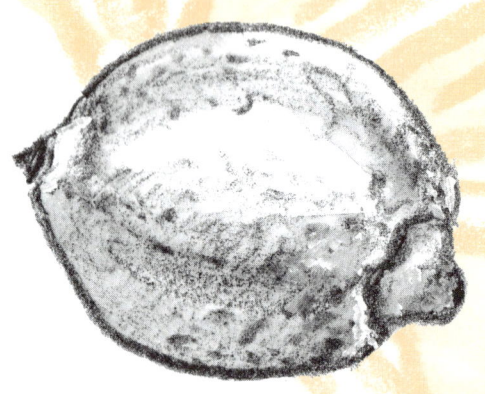

Fettverbrennungspuls

Egal ob Schwimmen, Laufen oder Skaten, jede regelmäßig betriebene Sportart, und d. h. mindestens dreimal wöchentlich eine halbe Stunde, knackt alteingesessene Fettreserven. Doch nur wer sein optimales Tempo kennt, verbrennt wirklich effektiv: Bei etwa 65% der maximalen Herz- bzw. Pulsfrequenz schaltet der Körper auf Fettverbrennung um. Größere Belastung bedeutet dagegen oft Muskelkater, bei geringerer Belastung wird kein Fett verbrannt.

Seinen persönlichen Fettkiller-Puls errechnet man so: Die Zahl 220 minus Lebensalter ergibt die maximale Herzfrequenz. Diese Summe wird dann durch 100 geteilt und mit 65 multipliziert, um auf den optimalen Puls zu kommen, d.h. die Pulsschläge pro Minute.

Wer oft trainiert, sollte sich eine Pulsuhr anschaffen. Die misst dann anhand Ihrer persönlichen Werte Ihren optimalen Pulswert und piept, wenn dieser beim Sport zu hoch oder zu niedrig ist. Dann können Sie je nach Bedarf einen Zahn zulegen oder das Tempo etwas reduzieren.

Genuss

Essen zelebrieren heißt Kalorien sparen. Oder haben Sie beim ersten Candlelight-Dinner mit dem Mann oder der Frau Ihrer Träume schon mal zu viel gegessen? Wenn ja, war es garantiert nicht der Richtige, oder Sie hatten zu viel Alkohol getrunken und brauchten die feste Nahrung für einen klaren Kopf. Dann haben Sie aber auch nicht wirklich genossen!

Mindestens eine halbe Stunde Zeit für jede Mahlzeit sollte schon drin sein. Nach jedem Bissen eine Pause einlegen, denn das Gehirn registriert es erst nach 20 Minuten, wenn der Magen satt ist. Wer schlingt, kommt also erst viel später an den Punkt, an dem das Sättigungsgefühl eine natürliche Essbremse zieht.

Doch langsam essen ist gar nicht so einfach, erst recht nicht bei Heißhunger. Hier heißt es: Übung macht den Meister. Liebevoll angerichtet auf kleinen Tellern sollte die Mahlzeit sein, damit es nach mehr aussieht. Lieber noch mal nachnehmen. Wenn man weiß, dass noch eine zweite Portion ansteht, dann haut man schon mal nicht so rein.

Musik ist dabei auch eine große Hilfe, es kommt jedoch auf die Musikrichtung an: Wer bei klassischen Werken und Kerzenlicht isst, genießt mehr, isst langsamer und nur halb so viel. Mit Popmusik schlingt man schneller und hat dann auch schnell wieder zu viel verputzt.

Gewichtskontrolle

Menschen, die sich nie wiegen, sind ausgeglichener und haben ein gutes Verhältnis zu ihrem Körper. Was hat man davon, dass man sein aktuelles Tagesgewicht kennt? Auf die Waage zu steigen, ist nur bei einer ärztlich kontrollierten Diät nötig. Zugenommene oder verlorene Pfunde spürt man schon am Hosenbund, am BH und beim Schminken. Wenn die Hose spannt, der BH einschneidet und mehr Rouge nötig ist als sonst, um die Gesichtsform zu betonen, einfach mal einen Obsttag einlegen. Ständiges Wiegen setzt unter Druck und frustriert, wenn man sich die Pfunde nicht erklären kann und das Abnehmen mal nicht so klappt.

Vor allem um den Tag des Eisprungs und zu Beginn der Periode können Frauen bis zu drei Kilogramm zunehmen, auch wenn sie wenig gegessen haben, da der Körper Wasser einlagert. Dieses ist genauso schnell wieder verschwunden, wie es gekommen ist – ebenso die Pfunde. „Ich esse wenig und nehme zu, dann kann ich auch ruhig richtig zuschlagen", ist an diesen Tagen der falsche Gedanke. Geduld ist angesagt.

Heizung

Auch wenn es noch so schön gemütlich ist in Ihrer mollig warmen Wohnung – besonders, wenn es draußen ungemütlich kalt ist –, runter mit der Zimmertemperatur! Mit Abhärtung hat das wenig zu tun, es gibt einen anderen Grund: Bei niedrigeren Temperaturen erhöht der Körper einfach die Stoffwechselrate und Wärmeproduktion. Er muss richtig in Schwung kommen, um die Körpertemperatur zu halten und geht an die Reserven. Nur ein Grad weniger, und der Körper verbraucht schon 50 Kalorien mehr pro Tag. Ein bisschen Frieren lohnt sich da schon, und der Körper gewöhnt sich schnell an niedrigere Temperaturen.

Hundert Kalorien täglich streichen

Ständiges Kalorienzählen nervt. Außerdem beschäftigt man sich auf diese Weise ständig mit Essen, und dann ist irgendwann der Appetit so groß, dass man die nächstbeste Kalorienbombe in sich hineinstopft.

100 Kalorien täglich kann man sich ganz leicht verkneifen: Anstatt Chips gibt es eben Nüsse. Statt des Schokoriegels tut

es auch eine Banane. Putenfleischaufschnitt kommt statt der guten Leberpastete aufs Brot.

Einmal am Tag die Kalorienbremse ziehen und 100 Kalorien streichen, bringt immerhin 700 eingesparte Kalorien pro Woche. Das sind ungefähr so viele, wie in einem Stück Sahnetorte stecken. Das könnte man dann am Wochenende ohne Gewissensbisse genießen.

Hunger

Nur wenn der Körper wirklich Hunger signalisiert, sollte man auch essen. Essen Sie häufiger kleinere Mahlzeiten, der Körper meldet sich schon, wenn er wieder etwas braucht. Dadurch lernt er, dass das Vorräte deponieren unnötig ist, Fettreserven werden nicht so schnell eingelagert.

Also nicht um Punkt 12 Uhr, wenn früher der Sonntagsbraten aus dem Ofen kam, und auch nicht dann, wenn alle anderen aus dem Büro in Richtung Kantine strömen.

Snack-Timing ist angesagt: Wenn der kleine Hunger kommt, erstmal 20 Minuten warten. Und den Appetit vielleicht mit einem kalorienarmen Getränk dämpfen. Empfehlenswert ist da Sojamilch, die es in vielen verschiedenen Sorten im Reformhaus gibt (siehe *Seite 86*), oder ein Molkedrink (siehe *Seite 76*).

Trinken ist immer gut, und vielleicht ist der Magen danach schon wieder zufrieden. Wenn nicht, haben Sie durchs Warten den Stoffwechsel bereits auf Verarbeitung gepolt.

Hunger lässt nämlich Stresshormone wie Glukagon und Adrenalin entstehen, die dann die Fettverbrennung anregen. So wird die anschließende Mahlzeit prima verwertet. Lassen Sie den Hunger zu, aber erledigen Sie erst die angefangene Tätigkeit. Wenn man schon im Kopf hat, dass es bald etwas Leckeres gibt, verschwindet der größte Appetit noch mal, und man konzentriert sich voll auf die Tätigkeit, die man schließlich schnell zu Ende bringen will.

Wenn Sie es vor lauter Heißhunger nicht mehr aushalten können und die nächste Mahlzeit noch lange hin ist: Drücken Sie einfach den Anti-Hunger-Punkt. Der liegt in der Mulde zwischen Nase und Oberlippe. Massieren Sie dort mit einem Finger, und das Gehirn sendet weniger Appetitsignale aus. Ein weiterer Hungerstopper ist frische Luft. Rausgehen und 20-mal tief einatmen. Der Frischekick lenkt ebenfalls vom Appetit ab.

Apropos Ablenkung: Stürzen Sie sich in die Arbeit, oder beschäftigen Sie sich intensiv mit etwas, das Ihnen Spaß macht. Bloß nicht mit Kochrezepten! Der Hunger ist so erst mal vergessen.

Joggen

Siehe auch Sport *Seite 27 und* Bewegung *Seite 13.*

Als Ausdauersport, d.h. mindestens 3-mal pro Woche, ist Joggen ein Superfitmacher und jederzeit, bei fast jedem Wetter und allein ausführbar. 30 Minuten sollten schon drin sein, damit der Körper richtig in Schwung kommt und auf Fettverbrennung umstellt. Am meisten Kalorien verbraucht man, wenn man gelegentliche Sprints in die Laufstrecke einbaut. Immer mal für 7 Sekunden das Tempo anziehen, das puscht die Fettverbrennung noch mehr. Wer 3-mal pro

Woche läuft, der braucht sich um seine Figur nicht wirklich zu sorgen.

Wichtig sind gute Schuhe, die sollten auch richtig passen, sonst gibt es Blasen. Also nicht irgendein Sonderangebot kaufen, sondern sich vom Fachverkäufer beraten lassen und die Schuhe auf jeden Fall im Laden auf dem Laufband testen. Billige Laufschuhe können Stöße nicht abfedern – Knochen und Gelenke werden zu stark belastet.

Wer regelrecht vom Lauffieber gepackt wird, sollte sich eine Pulsuhr (siehe auch „Fettverbrennungspuls" *Seite 17*) gönnen und einen guten Laufanzug, der Sie gut schwitzen lässt und trotzdem warm hält. Wer im engen Top durch den Wald joggt, sieht zwar cool aus, riskiert aber eine dicke Erkältung. Die knackige Sportlerfigur lieber später zur Schau stellen, entgegenkommende Jogger beeindruckt sie kaum.

Licht

Was Licht angeht, sind wir den Pflanzen sehr ähnlich. Pflanzen brauchen Licht zum Wachsen, wir zum Wachwerden, denn Helligkeit ist ein Schnellstarter für den Stoffwechsel. Licht am Morgen kurbelt nämlich sofort die Fettverbrennung an, weil eine direkte Verbindung zwischen Netzhaut und der Gehirnregion besteht, die den Stoffwechsel in Gang setzt. Das belegt eine Studie der Universität Harvard. Also in der Frühe nicht im Dunkeln, sondern bei hochgezogenen Rollläden oder bei viel Licht weiter kuscheln. Bei Helligkeit, vor allem bei Sonnenstrahlen, kommen Diätfrust und trübe Stimmung nicht so schnell auf. Wenn es draußen trist ist, tut es auch mal ein Sonnenbad im Solarium. Eine leichte Tönung der Haut erinnert außerdem an Urlaub, an Bikinizeit und gute Laune, und schon hat man ein ganz anderes Körpergefühl.

Lieblingsgericht

Die leckere Pizza Calzone, Nudeln mit cremiger Käsesauce, Schweinebraten wie bei Muttern – das alles muss nicht jeden Tag sein, aber immer nur zu verzichten macht auch keinen Spaß. Wohltuend satt macht nämlich nur, was uns auch wirklich schmeckt. Essen Sie deshalb nur Nahrungsmittel, auf die Sie sich freuen. Alles, was Sie nur essen, weil es kalorienarm, mager oder sättigend ist, lässt Sie unzufrieden zurück. Die nächste Heißhungerattacke ist dann aus lauter Frust nicht weit.

Oft stopfen wir den Kühlschrank mit fettreduzierten Light-Produkten voll, die zwar weniger Fett enthalten, aber dafür oft jede Menge löslicher Glukose, die in die Körperzellen transportiert wird. Die Folge sind Fettpolster, und richtig gut schmecken diese Nahrungsmittel oft auch nicht. Dann lieber nicht light und dafür weniger.

Sollte Ihr Lieblingsgericht eine richtige Kalorienbombe sein, dann essen Sie davon eben eine etwas kleinere Portion – und zwar langsam! Das zögert die nächste Fressattacke hinaus. Mit einem ausgedehnten Spaziergang und einer etwas spartanischer ausfallenden Folgemahlzeit ist ein schlechtes Gewissen überflüssig.

Mondphasen

Alle, die nach dem Mondkalender leben, wissen es sowieso: Der zunehmende Mond signalisiert dem Körper, es ist Zeit zur Kräftigung. Deswegen können wir in dieser Mondphase manchmal beim Essen einfach nicht widerstehen, schlagen hemmungslos zu oder tigern nervös um den Kühlschrank herum. An diesen Tagen kann man locker bleiben und dem Körper ruhig mal geben, was er verlangt, denn der Dauer-kohldampf hält nicht an. Bei abnehmendem Mond ist der Appetit plötzlich nicht mehr so groß, und das Zusammen-reißen fällt viel leichter.

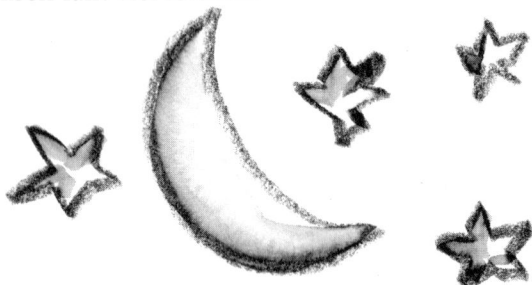

Wer also schnell mal ein paar Kilos loswerden will oder eine richtige Diät plant, der kann den Nachthimmel beobachten oder im Kalender nachsehen. Wenn der Mond dünner wird, klappt es auch bei uns mit dem Dünnerwerden besser.

Muskeln

Siehe auch Sport *Seite 27.*
Sie sind echte Fatburner: Ein muskulöser, trainierter Körper verbraucht auch im Ruhezustand mehr Kalorien als ein untrainierter Körper. Sind die Muskeln erst einmal aufge-baut und werden regelmäßig in Anspruch genommen, hat das einen stoffwechselaktivierenden Effekt – auch wenn man im Büro am Schreibtisch sitzt. Um die Muskeln aufzu-

bauen, muss es nicht immer ein großartiges Fitnessprogramm sein: Schon Treppensteigen reicht aus, nichts sorgt so einfach für wohlgeformte Beine und einen knackigen Po. Ein Stepper hat eine ähnlich effektive Wirkung auf den Körper, dabei werden in 15 Minuten etwa 110 Kalorien verbrannt.

Nahrungsmenge

„Man soll nie mehr essen, als man heben kann", ist die Ernährungsmaxime von Miss Piggy. Das andere Extrem, nämlich fast gar nichts zu essen, lässt den Körper allerdings auch nicht abnehmen. Und das ist äußerst frustrierend.

Der Grund dafür ist, dass der Körper 1,4 Kilogramm feste Nahrung am Tag braucht, sonst kommt der Stoffwechsel erst gar nicht in Gang, Fettzellen werden also nicht verbrannt. Um Kalorien zu sparen, sollten Sie Ballaststoffe essen. Eine Menge davon steckt schon in einer Schüssel Müsli oder in Rohkost. Eine Dose Kidneybohnen, Linsen oder auch Sauerkraut liefern ebenso Füllstoffe und wertvolle Nährstoffe bei nur wenigen Kalorien.

Öl-Wasser-Spray

Beschichtete Pfannen, ein Wok oder ein Waffeleisen haben zum Kochen viel Fett gar nicht nötig. Ein paar Tropfen Öl reichen meist. Anstatt purem Öl tut es auch ein Öl-Wasser-Gemisch aus der Sprühflasche. Die optimale Zusammensetzung besteht aus 7/8 Wasser und 1/8 Öl. Das sind z.B. 100 ml Öl auf 700 ml Wasser. Mit der extra für den Küchengebrauch hergestellten Sprühflasche, die es in jeder Haushaltswarenabteilung gibt, lässt sich also prima Fett sparen. Und einfach ist es noch dazu:

Das Gemisch hauchdünn zum Braten in die heiße Pfanne oder den Wok sprühen. So eine Flasche ist eine gute Geschenkidee für alle Hobbyköche, die überschüssiges Fett noch mit Krepppapier aus ihren Töpfen und Pfannen reiben.

Restaurants

Essengehen ist selbstverständlich erlaubt. Nur die leckeren frischen Brötchen mit der göttlichen Kräuterbutter, die man schon vor der Bestellung auf den Tisch gestellt bekommt, sollten wir uns verkneifen.

Wer sehr auf seine Linie bedacht ist und trotzdem eine große Portion Essen vor sich sehen will, sollte die chinesische, japanische oder thailändische Küche wählen. Dort gibt es nämlich die kalorienärmsten und gesündesten Speisen. Nasi Goreng z.B. hat nur 24 Gramm Fett.

Jetzt die Gegenbeispiele: Eine Lasagne beim Italiener hat einen Fettgehalt von 60 Gramm. Eine Schweinshaxe gutbürgerlich ca. 55 Gramm. Griechisches Moussaka 70 Gramm und im amerikanischen Diner schlagen Spareribs und Sour Cream mit 45 Gramm Fett zu Buche.

Schlaf

„Wenn wir müde sind, werden wir von längst niedergekämpften Ideen wieder angegriffen." Ob Nietzsche dabei auch an Tagträume von Süßigkeiten gedacht hat, ist nicht überliefert.

Fest steht auf jeden Fall: Je länger der Schlaf, desto schlanker die Figur! Die stärksten Fettverbrenner sind die nachtaktiven Wachstumshormone. Und denen muss man Zeit geben. Ihre Produktion wird angeregt durch die Aminosäuren Arginin und Lysin im Körper. Ausreichend Schlaf macht aber nicht nur schlank, sondern auch schön. Die Hautzellen werden aktiv, während wir träumen, und Heilungsprozesse werden in Gang gesetzt – bis der Wecker klingelt.

Übrigens, ein Betthupferl mit Fettschmelzgarantie ist ein Glas fettarme Milch. Oder 30 Gramm Geflügelwurst mit dem Saft einer Zitrone (siehe *Seite 56*).

Sport

Siehe auch Joggen *Seite 21 und* Fettverbrennungspuls *Seite 17.*
Am effektivsten ist Training früh am Morgen. Wer sich zum Frühsport aufraffen kann, tut besonders viel für seinen Körper. Da die Kohlenhydrat-Speicher von der Nacht noch leer sind, geht es sofort den Fettreserven an den Kragen. Anschließend kommt das verdiente Frühstück auf den Tisch. Selbst wenn Sie direkt nach dem Training keinen Hunger verspüren, sollte eine kleine Mahlzeit drin sein. Ansonsten droht ein bis zwei Stunden später eine regelrechte Heißhungerattacke, und dann haut man erst recht rein.

Wer wirklich etwas vom Sport haben will, d.h., wer mit Sport Muskeln aufbauen und Fettzellen abbauen möchte, der sollte eine Sportart wählen, die Spaß macht und regelmäßig durchführbar ist. Wer mindestens 3-mal in der Woche etwa 30 Minuten joggt, schwimmt oder mit Inlineskates unterwegs ist, wird bald merken, dass Pfunde dauerhaft schmelzen; übrig bleibt ein gutes Körpergefühl. Ab ca. 2000 abtrainierten Kalorien pro Woche stellt der Körper sogar dauerhaft auf Fettverbrennung um.

Wassergymnastik

Klar ist es einfacher, die täglichen Gymnastikübungen im Wohnzimmer bei laufendem Fernseher zu absolvieren. Und die Überwindung, die es kostet, mit dem alten Badeanzug, der vielleicht gar nicht mehr passt, ins Schwimmbecken zu steigen und nicht gleich in den Whirlpool, ist besonders groß. Und wenn Sie erst einmal im Wasser sind, sollten Sie sich nicht daran stören, dass andere Sie eventuell interessiert bestaunen, weil Sie den Beckenrand belagern; schließlich geht es hier um Ihre Figur.

Im Wasser wiegt der Körper nur ein Zehntel seines eigenen Gewichts, die Wirbelsäule, Gelenke und Muskeln werden stark entlastet. Und die Wasserkraft macht Ihr Training 12-mal effektiver als auf dem Trockenen! Das Wasser sollte Ihnen bis zu den Schultern gehen. Halten Sie sich am Beckenrand fest und laufen Sie auf der Stelle. Springen Sie hoch und ziehen Sie dabei Ihre Knie an oder die Fersen an den Po.

Heben und senken Sie jedes Bein nach vorn und zur Seite. Rudern Sie kräftig mit den Armen und fahren Sie unter Wasser Fahrrad. Wenn Sie diese Übungen 15 Minuten durchhalten und dann eine weitere Viertelstunde zügig schwimmen, dann haben Sie sich den Whirlpool wirklich verdient. Darin angekommen können Sie sich freuen, dass Sie durch das Training gegen den Wasserdruck die Durchblutung, den Kreislauf und damit auch den Stoffwechsel gestärkt haben. Sie haben sich gerade eine Massage von Kopf bis Fuß gegönnt und jede Menge Kalorien verbrannt. Toppen können Sie das nur noch durch einen anschließenden Saunabesuch.

Zähne putzen

Ruhig öfters am Tag, jeweils nach den Mahlzeiten die Zähne putzen. Dafür wird Sie auch Ihr Zahnarzt loben. Der Körper registriert bei Zahnpastageschmack, dass das Essen vorbei ist. Und der Geschmack der gerade verspeisten Mousse au Chocolat lockt so schnell nicht mehr, wenn sich im Mund die Zahnpastafrische entfaltet. Auch am Arbeitsplatz können Sie mit Zähne putzen Ihren Appetit überlisten, es soll ja Frauen geben, die das schaffen, ohne ihr Make-up zu ruinieren. Ansonsten neben Zahnputzzeug das Schminktäschchen nicht vergessen.

Zubereitungsweisen

Bei der Zubereitung der Speisen kann man mit ein paar kleinen Tricks eine Menge Fett sparen.

Braten

Erstmal muss eine richtig gute Pfanne her. Und zwar eine antihaftversiegelte. Da pappt nichts mehr an und Braten macht richtig Spaß. Egal ob Fisch, Geflügel oder Fleisch, die Lebensmittel werden darin wunderbar zart, und aromatische Röststoffe können sich optimal entfalten. Zum Garen wird nicht viel Fett benötigt. Es reicht, wenn man die Pfanne mit ein paar Tropfen Öl ausreibt oder absprüht (siehe auch „Öl-Wasser-Spray" *Seite 25*). Die Lebensmittel braten so fast im eigenen Saft. Zu Beginn sollte die Pfanne richtig heiß sein, die Hitze versiegelt nämlich das Fleisch. Anschließend bei mittlerer Hitze weiter garen. Und auch wenn es nur ein paar Tropfen in der Pfanne sind: Naturbelassene Öle sind immer gesünder als tierische Fette.

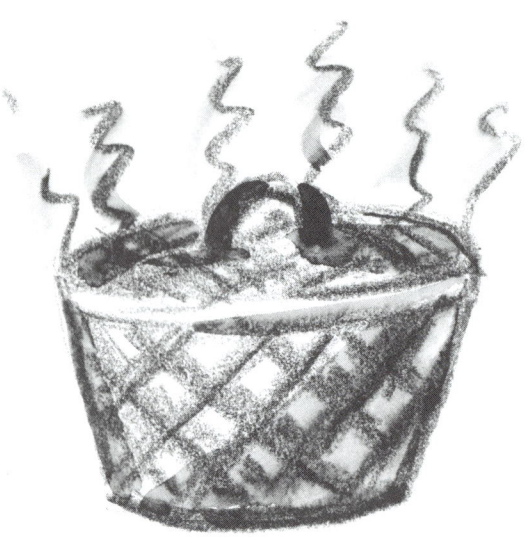

Dämpfen

Unter Dämpfen versteht man die Zubereitung der Speisen über Wasserdampf. Bei dieser Art der Zubereitung gehen Vitamine und Mineralstoffe von Gemüse nicht verloren und es bleibt knackig. Der volle frische Geschmack kann sich bei dieser langsamen und damit schonenden Art zu Garen voll entfalten, und das Gemüse sieht nach dem Dämpfen noch genauso aus wie vorher. Aber nicht nur Gemüse lässt sich prima mit Wasserdampf zubereiten, genauso gut klappt das bei Fisch, Fleisch und Geflügel.

Inzwischen gibt es elektrische Dampfgarer. Ein Topf mit Einsatz tut es aber auch oder ein Bambuskorb für den Wok. Egal worin, 1 cm Abstand zur Flüssigkeit sollte der Einsatz schon haben.

Und es muss nicht immer nur Wasser sein. Super schmeckt Gedämpftes in Wein, Brühe oder in Gewürzsud – und zwar ganz ohne Fett.

Dünsten

Soßenspezialisten schwören drauf, denn das Dünsten von Fisch oder Gemüse ergibt einen besonders geschmacksintensiven Sud, aus dem sich anschließend herrliche Soßen zaubern lassen.

Die Lebensmittel werden entweder im geschlossenen Topf oder in Folie und mit nur wenig Flüssigkeit gegart, erst kurz bei starker, anschließend bei mittlerer bis geringer Hitze. Extrem wasserhaltiges Gemüse wie Tomaten oder Paprika kommt ohne zusätzliche Flüssigkeit aus, ebenso Fisch. Am besten gelingt das Dünsten mit Brat- oder Alufolie im Ofen, auf dem Grill oder in einem sehr flachen Topf. Genauso wie beim Dämpfen wird beim Dünsten nicht das kleinste Tröpfchen Fett benötigt und beim Essen geschmacklich genauso wenig vermisst.

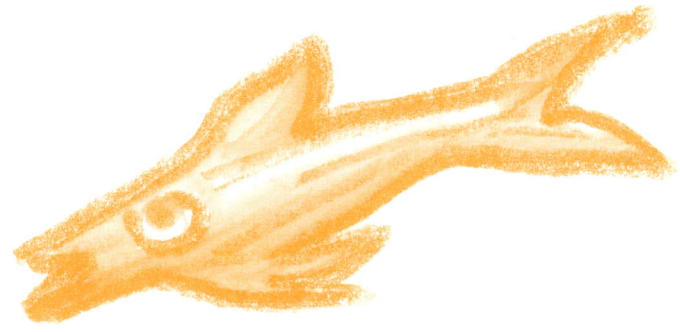

Grillen

Egal ob auf dem Holzkohlegrill im Freien oder im Backofengrill: Gegrilltes wird innen zart und saftig, außen wunderbar knusprig. Dazu kommt durch die Bildung von Röststoffen ein ganz besonderer Geschmack, der an lange laue Sommerabende erinnert. Zur Zubereitung ist kaum Fett nötig. Damit die Lebensmittel nicht festkleben, sollten die Grillplatten und Roste hauchdünn mit Öl eingerieben oder abgesprüht werden (siehe auch „Öl-Wasser-Spray" Seite 25).

Fleisch und Fisch werden noch köstlicher, wenn man sie mit Senf einreibt anstatt mit Öl. Das spart noch einmal Kalorien. Auch Gemüse lässt sich grillen, dazu einfach Aluminiumfolie auf den Rost legen. Tomaten und Maiskolben sind z.B. eine ideale Beilage zu Steaks.

Pochieren

Geflügel, Fleisch und Fisch werden in reichlich heißer Flüssigkeit ohne Fettzugabe gegart. Magerer und schonender für die Nahrungsmittel geht es nicht. Denn was beim Kochen sonst gern zerfällt, wie z.B. Rindfleisch oder auch Fisch, bleibt beim Pochieren ganz und wird trotzdem zart. Fett ist überhaupt nicht angesagt. Geschmackvoll werden die Lebensmittel, wenn man sie statt nur in Wasser in Wein oder Brühe garen lässt. Dazu sollte der Topf mindestens halb bis dreiviertel voll heißer Flüssigkeit sein; sprudelnd kochen dürfen Wasser, Wein oder Brühe aber nicht.

Wok

Pfannenrühren bekommt Gemüse, Fleisch, Fisch und Ihnen garantiert wunderbar. Bei der starken Hitze und unter ständigem Rühren im Wok bilden die Lebensmittel aromatische Röststoffe und laugen nicht aus. Aroma und Nährstoffe bleiben so erhalten.

Die Vorbereitung, das Gemüseschnippeln, dauert am längsten, die Zubereitung geht immer flott. Bei der kurzen Garzeit bleiben die Gemüsesorten richtig knackig. Gewürzt wird mit Sojasoße, die verteilt sich gut im Wok. Wer einen beschichteten Wok besitzt, spart zusätzlich Fett. Vor dem Kochen nur leicht mit Öl ausreiben oder einsprühen (siehe auch „Öl-Wasser-Spray" *Seite 25*).

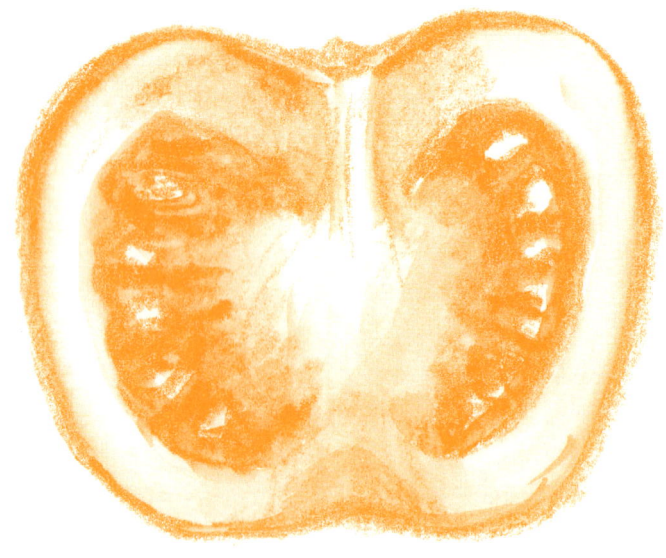

Fatburner und andere
„schlanke" Nahrungsmittel

Wer sich ausschließlich von fett- und kalorienarmen Lebensmitteln ernährt, der bleibt schlank – das ist kein Kunststück, sondern Askese. Wer eher Genussmensch ist als Asket, der findet im folgenden Kapitel Nahrungsmittel, die nicht in erster Linie kalorienarm sind, sondern, was viel wichtiger ist, den Körper auf Fettverbrennung programmieren.

Nüsse oder Avocados z.B. findet man in keiner Klapperschlank-Diät – zu viel Fett! Aber gerade die hochwertigen Fettsäuren benötigt der Stoffwechsel, um Kalorien zu verarbeiten und Fettzellen zu knacken. Also: ruhig rein damit und genießen.

Ahornsirup

Nicht umsonst nennt man den Sirup aus Kanada auch flüssiges Gold. Für den Körper ist er unschlagbar, denn mit seinem hohen Fructosegehalt stabilisiert er den Blutzucker und mindert den Süßhunger mehr als Zucker, Honig oder künstliche Süßstoffe. Mit einem Teelöffel Ahornsirup können Sie die identische Menge an Zucker ersetzen, ohne Angst um die Figur haben zu müssen. Ahornsirup enthält Eisen, Kalium und bis zu 150-mal mehr Kalzium als Honig.

Ärzte empfehlen Allergikern Ahornsirup bei Zuckerunverträglichkeit, und Köche steigen zunehmend auf Ahornsirup um, denn er ist der bessere Geschmacksträger. Ahornsirup süßt mit wunderbar leichtem Karamell-Geschmack Tees, Joghurt und Quark und eignet sich auch prima zum

Abschmecken von Dressings. Ein einziger Teelöffel reicht aus, um Rauke, Feldsalat oder Radicchio einen raffinierten Touch zu geben.

Machen Sie es wie ich: Gönnen Sie sich an stressigen Tagen zwischendurch eine Tasse schwarzen Tee und dazu Haferflocken mit Milch, jeweils mit einem großen Löffel Ahornsirup darin – dieser Snack ist Balsam für die Geschmacksnerven und macht Nervennahrung überflüssig: Plätzchen und Schokolade sollen die anderen essen, diese Kalorien können Sie sich sparen.

Algen

Was so bescheiden an den Küsten wächst, hat es in sich, und zwar in unschlagbarer Menge. Ausnahme sind die Kalorien, davon haben sie nur ganz wenig. In Algen stecken massig Proteine, Faserstoffe, Kalium, Betacarotin und Kalzium, auch enthalten sie extrem viel Eisen und Zink. Und ganz wichtig: Kein anderes Lebensmittel liefert so viel Jod, das unsere Schilddrüse zur Hormonproduktion benötigt. Mehr als 0,2 Milligramm Jod pro Tag sollten es allerdings nicht sein, denn ein Zuviel kann die Schilddrüsenfunktion beeinflussen. Aber so viel Algen kann man an einem Tag sowieso nicht essen.

Wegen des hohen Vitamin-B_{12}-Gehalts sind Algen ein wichtiges Nahrungsmittel für Vegetarier, denn dieses Vitamin steckt ansonsten nur in Fleisch und in geringen Mengen in Milchprodukten und Eiern. Die geballte Ladung an Inhaltsstoffen in dieser Kombination macht Algen zu besonders immunsystemstärkenden Pflanzen, die den Cholesterinspiegel senken und beim Abnehmen helfen. Algen entwässern, straffen die Haut und kurbeln das Entgiftungszentrum der Leber an, sodass überschüssige Östrogene aus dem Blut gefiltert werden.

Algen gibt es in Form von Tee, Gemüse, Gewürz, Suppen – auch in der Misosuppe (siehe *Seite 74*) schwimmen ein paar davon –, und es gibt sie in Nudelform oder für die äußere Anwendung als körperstraffenden Badezusatz.

Ananas

In dieser Tropenfrucht steckt das Enzym Bromelain, das die Eiweißspaltung und Fettverbrennung anregt und deswegen auch nach einer Diät ideal ist, um das Gewicht zu halten. Ein

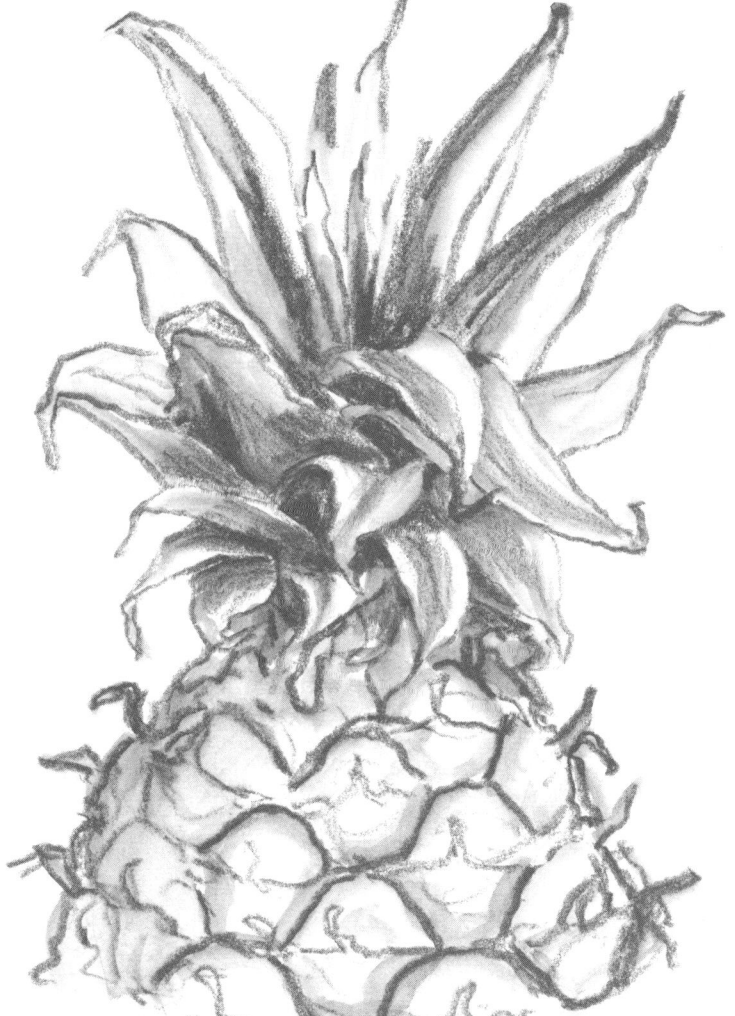

paar dicke Scheiben machen richtig satt und haben pro 100 Gramm nur 56 Kalorien. Wer mittags im Job eine fruchtige Ananas-Mahlzeit einlegt, kann sich erst über die neidischen Blicke der Kollegen nach dem Kantinenbesuch und am nächsten Tag über einen deutlich flacheren Bauch freuen.

Vor einem üppigen Abendessen gibt es bei mir tagsüber immer frische Ananas, denn die Enzyme programmieren den Stoffwechsel auf Verarbeitung, so setzt auch ein Vier-Gänge-Menü nicht an. Vor und nach einem Urlaub steht sie ebenfalls bei mir auf dem Speiseplan, so halte ich meine Figur, selbst wenn ich im Urlaub schlemme, denn wer im Urlaub Askese betreibt, ist selbst schuld. Die paar Pfunde sind mit Ananas so schnell wieder verschwunden, wie sie angefuttert wurden.

Ananas ist zudem gut fürs Herz, und ihre Faserstoffe wirken sich positiv auf die Blutgerinnung aus. Ananassaft soll darüber hinaus Halsschmerzen lindern, denn seinen Inhaltsstoffen sagt man antibiotische Effekte nach. Doch nur in der frischen Frucht und im frischen Saft steckt das Enzym Bromelain; beim Einkochen wird es zerstört. Dosenananas und auch ihr konservierter Saft haben also nicht die gleiche entschlackende und entzündungshemmende Wirkung auf den Körper.

Äpfel

Mit einem oder mehreren Äpfeln am Tag tun Sie sich etwas wirklich Gutes. Stecken Sie sich doch einfach ein bis zwei in Ihre Handtasche oder deponieren Sie ein paar in Ihrer Schreibtischschublade für zwischendurch. Und essen Sie sie bitte immer mit Schale! Denn darin und direkt darunter stecken die meisten wertvollen Nährstoffe. Gründliches Ab-

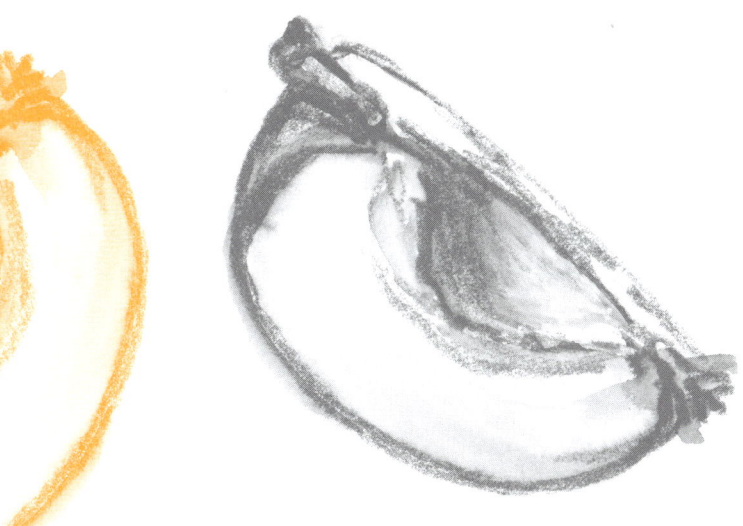

waschen versteht sich! Doch Äpfel sind nicht nur gesund, sondern auch noch Super-Sattmacher: Drei mittlere Äpfel haben um die 250 Kalorien und stecken voller Pektin. Dieser Ballaststoff senkt den Cholesterinspiegel und neutralisiert den Säuregehalt im Körper. 15 Gramm Pektin pro Tag können den Cholesterinwert im Körper um bis zu 20% reduzieren. Also mittags statt des Desserts lieber einen Apfel essen. Äpfel liefern dem Körper Zink, Kalzium und Kalium zur Stärkung des Immunsystems. Mit ihrem Sprichwort „An apple a day keeps the doctor away" haben die Briten also gar nicht so Unrecht.

Wer als Kind mal Bauchschmerzen hatte, weiß, was jetzt kommt: Ein geriebener Apfel renkt einen angegriffenen Magen schnell wieder ein. Der Brei hilft auch Erwachsenen bei Stress-Bauchschmerzen.

Apfelessig

Sauer macht schlank: Der Sauertrunk Apfelessig fördert den Fettabbau, denn die Essigsäure treibt den Stoffwechsel an, senkt den Cholesterinspiegel, lässt das Blut besser fließen, schützt vor Arterienverkalkung, wirkt gewebestraffend und entschlackend und unterstützt so das komplette Immunsystem.

Das sind wirklich genügend Gründe für den täglichen Schuss Apfelessig. Vor den Hauptmahlzeiten einfach ein Esslöffel Apfelessig, mit Wasser oder Apfelsaft vermischt, stimuliert die Produktion von Magensäure.

Und wer sich erst mal an Apfelessig als süß-sauren Frischmachertrunk am Morgen gewöhnt hat, wird ohne gar nicht mehr richtig wach. Für die, die sauer nicht so lustig finden, gibt es im Reformhaus Apfelessig-Fruchtsaft-Mischungen.

Artischocken

„Eine Artischocke essen ist, wie jemanden wirklich gut kennen zu lernen." Mit dem Spruch beweist sich der amerikanische Humorist Willi Hastings als Menschenkenner und Genießer. Stück für Stück, Blatt für Blatt arbeitet man sich bei der Artischocke bis zum zarten Kern vor. Bei Menschen kann man da in den tieferen Schichten schon mal unangenehme Überraschungen erleben, bei der Artischocke nicht. Diese können Sie mit Genuss entblättern.

Artischocken enthalten neben Betacarotin, Vitamin C und E vor allem Inulin, ein Kohlenhydrat und Ballaststoff. Der Bitterstoff Cynarin fördert die Durchblutung von Leber und Galle und sorgt so für einen funktionierenden Fettstoffwechsel. Das bedeutet: Fettpolster ade. Stattdessen sorgen die Powerdisteln für schöne Haut und liefern Eisen fürs Blut sowie Magnesium für die Nerven.

Und kochen lassen sie sich auch ganz einfach: Bei großen Artischocken die ausgetrockneten Spitzen der Blätter mit der Schere abschneiden, dann das komplette Gemüse mit Zitronensaft beträufeln, sonst kann es unansehlich braun werden. Anschließend in kochendes Wasser geben, je nach Grösse 30 bis 45 Minuten. Lässt sich ein Blatt leicht herausziehen, sind die Artischocken gar. Blatt für Blatt in eine leckere Soße dippen und genießen.

Hier ein ebenso einfaches Soßenrezept:

Olivenöl, Balsamico-Essig, Pfeffer, Salz, ein paar Tropfen Zitronensaft verrühren und klein gehackte frische Kräuter dazu, alles umrühren – fertig.

Aufschnitt

siehe auch Wurst *Seite 95.*

Beim Brotbelag gilt wie bei Fleisch allgemein: Helles, also Geflügelfleisch, ist gesünder und magerer als dunkles Fleisch von Schwein und Rind. Putenbrust liegt da mit ca. 100 Kalorien pro 100 Gramm ganz vorne. Gebratene Hähnchenbrust folgt mit 130, Geflügelmortadella kommt bei derselben Menge auf ca. 181 Kalorien. Bei Rindersaftschinken kann man ebenfalls ruhig mal eine Scheibe mehr nehmen, denn auch er liefert nur ca.104 Kalorien, Roastbeef und Cornedbeef zählen jeweils um die 130 Kalorien pro 100 Gramm. Magerer Schinken oder Lachsschinken vom Schwein ist als Brotbelag mit 145 Kalorien zu empfehlen, gekochter Schinken mit ungefähr 193 auch noch. Von Truthahnsalami sollte man sich jedoch nicht blenden lassen: Etwa 320 Kalorien stecken in 100 Gramm, von italienischer Salami mit ca. 560 Kalorien ganz zu schweigen.

Avocado

Die Atzteken nannten die Avocado Butter des Waldes – wertvoll und reichhaltig. Verglichen mit anderen Obstsorten hat die Avocado recht viele Kalorien aufzuweisen, zwar nicht so viele wie echte Butter, aber immerhin 217 pro 100 Gramm. Trotzdem ist sie ein wunderbarer Schlankmacher, denn ihre speziellen Kohlenhydrate liefern eine besondere Glucoseart, die den Insulinspiegel senkt, den Blutzuckerspiegel aber steigen lässt. So kann der Heißhunger auf Süßigkeiten nicht mehr aufkommen.

Das reife Fruchtfleisch immer mit etwas Zitronensaft beträufeln, sonst wird es braun. Zerdrückt und mit Salz, Pfeffer und frischen Kräutern gewürzt macht sich die Avocado auch prima als cremiges Salatdressing. Probieren Sie die gewürzte Paste auch mal als Brotaufstrich, so sparen Sie die fette Butter!

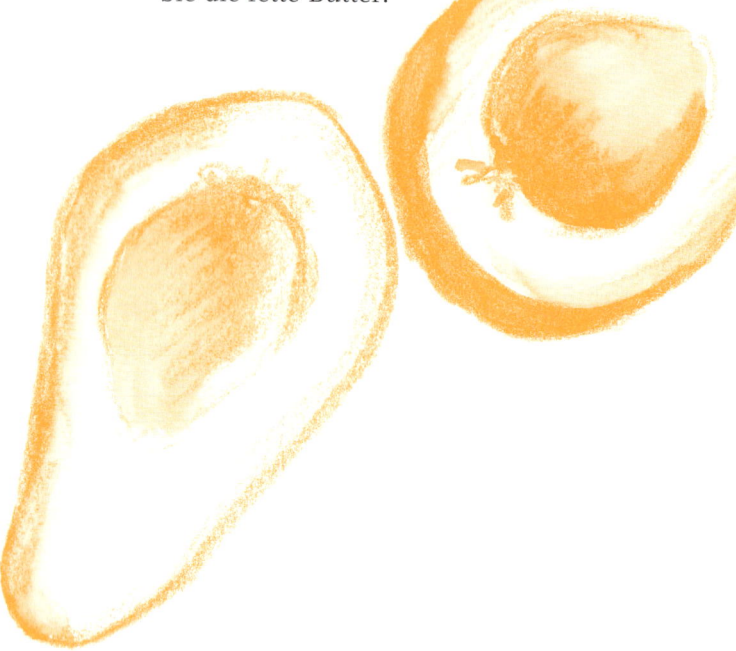

Aber in der Avocado steckt noch mehr: Hochwertige Fettsäuren, Vitamin A, E und B_6. Avocados sollen krebsvorbeugend wirken und sind super für die Haut, denn sie stimulieren die Collagenproduktion im Körper. Collagen ist die gerüstbildende Substanz, die wir uns gegen Falten und müde Haut ins Gesicht schmieren. Von innen wirkt es noch besser.

Ballaststoffe

Denken Sie bei Ballaststoffen noch an bräunlich-gesund aussehende Pampe? Dieses Vorurteil können Sie getrost vergessen, denn Ballaststoffe stecken in vielen leckeren und frischen Nahrungsmitteln. Es handelt sich dabei hauptsächlich um die unverdaulichen Bestandteile der Nahrung. Pflanzliche Kost, möglichst wenig verarbeitet, enthält am meisten Ballaststoffe und reguliert die Verdauung, beschleunigt den Stoffwechsel, macht satt und liefert wertvolle Nährstoffe.

Im Darm binden Ballaststoffe Wasser und Verdauungssäfte und darüber hinaus – ganz wichtig – Fette, die so nicht zu Fettpolstern werden können, da sie mit den Ballaststoffen schnell wieder ausgeschieden werden. Aber ohne zwei Liter Flüssigkeit pro Tag läuft gar nichts, denn durch die Bindung von Wasser quellen die Ballaststoffe und werden leichter ausgeschieden; fehlt Flüssigkeit, liegen sie schwer im Magen und bewirken nichts als Verstopfung.

Getreidesorten wie Weizen, Roggen, Mais, Hafer oder Reis, Getreideerzeugnisse wie Haferflocken, Vollkornbrot und Vollkornnudeln sowie Obst und Gemüse und besonders Hülsenfrüchte, z.B. Bohnen und Linsen, liefern große Mengen dieser Füllstoffe.

Für mehr Ballaststoffe in der täglichen Nahrung reichen

bereits kleine Veränderungen im Speiseplan: Ein Vollkorn-
brötchen statt des Weißbrots, ein Apfel, ein Müsliriegel, ein
paar Möhren zum Knabbern zwischendurch oder mal ein
Teller Linsensuppe!

Beeren

Die Perlen des Sommers sind echte Vitamin-C-Bomben und
deswegen kleine Fatburner. Einfach ein paar Beeren unter
das Frühstücksmüsli gemischt, und schon purzeln die
Pfunde.

Brombeeren

Sie enthalten nur 25 Kalorien pro 100 Gramm und jede
Menge Vitamin E und C sowie Kalium, Pektin und Faserstoffe, sind also echte Schlankmacher.

Erdbeeren

In 100 Gramm Erdbeeren steckt fast zweimal der Vitamin-
C-Bedarf eines Tages. Eisen gibt es gratis dazu und wird
durch das Vitamin C hervorragend umgesetzt. Faserstoffe
und Pektin sind ebenfalls enthalten. In der Saison am besten
täglich essen – vor den Mahlzeiten ein kleines Schälchen. So
werden die Inhaltsstoffe am besten freigesetzt. Das gilt übrigens für alle Früchte.

Heidelbeeren

Nur 30 Kalorien pro 100 Gramm, dafür reichlich Vitamin C, Vitamin B1, Betacarotin und Kalzium. Außerdem sagt man Heidelbeeren eine antibakterielle Wirkung nach. Wer häufig unter Blasenentzündung leidet, sollte öfter mal von den blauen Beeren naschen.

Himbeeren

In 100 Gramm stecken 75% des täglichen Bedarfs an Vitamin C, und das bei nur 30 Kalorien. Faserstoffe, Pektin, Kalium, Kalzium, Eisen und Magnesium kommen dazu. Reichlich enthaltene Fructose stillt außerdem die Lust auf Süßes, ohne den Blutzuckerspiegel zu beeinflussen.

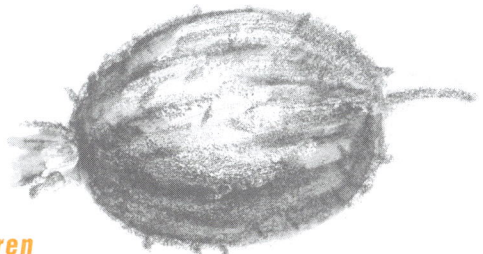

Stachelbeeren

40 Kalorien in 100 Gramm. Ihr hoher Vitamin-C-Gehalt geht beim Einkochen kaum verloren. Die Dosenversion ohne Zuckerzusatz ist also immer noch gesund. Stachelbeeren haben wie Erdbeeren und Heidelbeeren eine antibakterielle Wirkung und werden bei Blasenentzündungen empfohlen.

Bier

Auf Partys, bei denen nur Bier gereicht wird, den Gastgeber immer danach fragen, wo sich die Toilette befindet, bevor der es selbst nicht mehr weiß. Denn Bier ist harntreibend.

Auch wenn die Bierindustrie uns immer wieder von den vielen wichtigen Nährstoffen überzeugen möchte, ist Bier nicht gerade ein gesundes Diätgetränk. Außer Kalorien, nämlich zwischen 40 und 50 pro 100 Milliliter, und etwas Vitamin B_{12} hat Bier nichts zu bieten.

Alkoholfreies Bier ist zwar auch harntreibend, allerdings bei nur ca. 26 Kalorien pro 100 Milliliter. Wer ein Glas vor dem Schlafengehen trinkt, entschlackt über Nacht. Positiver Nebeneffekt: Das enthaltene Vitamin B regt den Stoffwechsel an. Wenn Sie in gemütlicher Runde ein Gläschen mittrinken möchten, haben Sie mehr von einem Glas Wein oder besser noch Weinschorle, denn Wein enthält mehr wertvolle Inhaltsstoffe und man trinkt ihn langsamer als Bier; und damit folglich weniger, was nur gut so ist, denn Alkohol blockiert nun mal den Fettabbau im Körper.

Bohnen

Sättigend, ballaststoff- und eiweißhaltig sowie praktisch fettfrei – damit kann sogar ein richtiger Kohldampf am Abend gestillt werden: 350 Gramm *Baked Beans* mit Tomatensoße haben nur 250 Kalorien. *Kidneybohnen* peppen nicht nur farblich jeden Blattsalat auf, sondern auch geschmacklich. Und *weiße Bohnen* mit einer Essig-Brühe-Zwiebel-Vinaigrette sind eine ideale Vorspeise: Der besonders hohe Ballaststoffanteil nimmt den größten Hunger und senkt den Cholesterinspiegel. Dann darf die Hauptspeise ruhig mal etwas reichhaltiger sein.

Die oft stiefmütterlich behandelten *dicken Bohnen* können Sie auch ganz raffiniert zubereiten: Einfach garen und mit Weißweinessig, Pfeffer, Salz und etwas Schmand abschmecken. So erinnert nichts mehr an Omas „Dicke Bohnen mit

Speck". Denken Sie bei dieser Menge Ballaststoffe immer daran, viel zu trinken; wenn die Bohnen im Magen etwas rumoren, hilft Fencheltee.

Brokkoli

Der ehemalige US-Präsident Ronald Reagan bekam während seiner Darmkrebs-Erkrankung Unmengen von Brokkoli verordnet. Seitdem hat sich dessen krebsschützende Wirkung herumgesprochen. Grund dafür sind die enthaltenen Carotinoide, die dem Entstehen und Wachstum von Krebszellen im Körper vorbeugen. Doch Brokkoli hat noch mehr zu bieten: Der Inhaltsstoff Sulforaphan verhindert die Einlagerung von Fett im Körper; Brokkoli macht also schlank.

Außerdem stecken in Brokkoli besonders viel Vitamin A und C, die freie Radikale abfangen und so das Bindegewebe straffen. Zink, Kalzium und Eisen gibt es als Mineralstoffplus dazu, weiterhin immunsystemstärkendes Selen. Dieses wird am besten zusammen mit Vitamin E vom Körper aufgenommen. Und das steckt z.B. in Nüssen. Walnüsse und gehobelte Mandeln, kurz in etwas Öl angebraten, machen aus Brokkoli eine kleine und vor allem leckere Hausapotheke.

Butterersatz

War bei Ihnen zu Hause Butter auch etwas Besonderes? Gute Butter kam nicht jeden Tag auf den Tisch, und im Dezember gab es immer den großen Run auf Weihnachtsbutter, die zu der Zeit besonders günstig in Supermärkten angeboten wurde. Diesen Hoheitsstatus hat Butter inzwischen verloren. Am Tag schmieren wir uns locker 100 Gramm davon aufs Brot – das sind 741 Kalorien und 240 Milligramm Cholesterin, ganz dicht an der Grenze der empfohlenen Höchstgrenze von 300 mg pro Tag.

Schon beim Frühstück lässt sich viel ungesundes Fett einsparen: Anstatt Butter lieber fettreduzierte Sojamargarine nehmen, die hat dann immer noch etwas Fett, aber kein Cholsterin, oder am besten gleich Magerquark aufs Brötchen schmieren. Honig oder Melasse schmecken darauf besonders gut. Wer es lieber herzhaft mag, nimmt Senf, Meerrettich, Tomatenmark, Hefepaste oder Chutneys statt Butter. Damit schmecken Wurst und Käse sowieso viel würziger. Besonders nährreich und lecker auf Brot ist eine halbe zerdrückte Avocado mit Zitronensaft, Salz und Pfeffer vermischt. Schnittlauch und Petersilie peppen das Ganze nochmal auf. Wer will da noch fette Butter?

Carnitin

Dieser Eiweißstoff ist im Körper für die Fett- und Stressverarbeitung zuständig.

Fehlt er, kann es sein, dass selbst die hartnäckigste Diät nicht anschlägt. Carnitin steckt v.a. in rotem Muskelfleisch. Hammel und Lamm enthalten weit mehr als Rind und Schwein. Wer aber nicht regelmäßig Hammelbraten oder

Lammkotelett essen möchte, findet „sein täglich Carnitin" auch in Milchprodukten.

Soja und Tofuprodukte sind reich an den Aminosäuren Methionin und Lysin, diese kurbeln die Eigenproduktion von Carnitin im Stoffwechsel an.

Carnitin wird umgehend aus dem Darm ins Blut aufgenommen, doch um vollständig aufgenommen zu werden, benötigt der Stoffwechsel Vitamin C und Eisen. Beides gibt es z.B. in Brokkoli oder Spinat. Wenn auch diese Vitalstoffe ausreichend vorhanden sind, geht der Blutfettspiegel schnell runter, und mit dem Abnehmen klappt es auch. Bei stark Übergewichtigen schlägt der Fettfresser sogar besonders gut an.

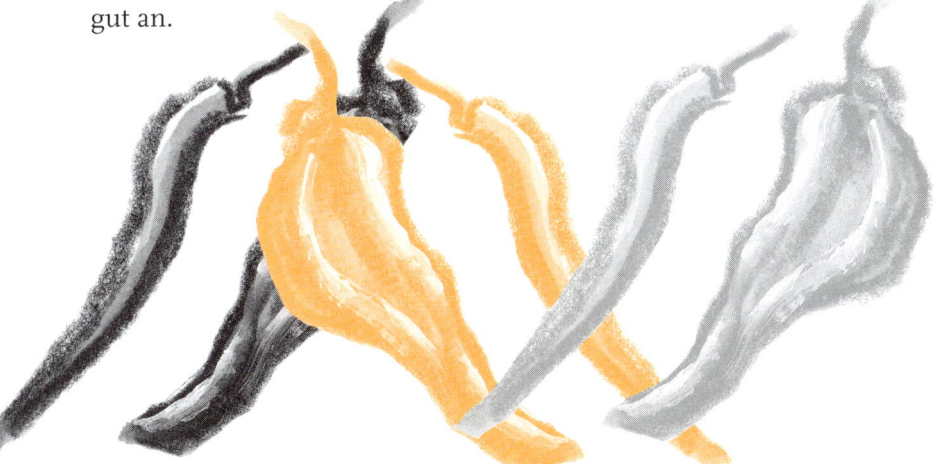

Chilischoten

Wer nach der Mittagspause einen bedeutenden Termin im Kalender stehen hat, der sollte sich mit etwas Würze schon mal einstimmen: Ein feuriges Mittagessen beim Spanier oder Mexikaner bringt Schwung in den Stoffwechsel und die zweite Tageshälfte. Schon ein halber Teelöffel Tabasco reicht aus, denn diese Soße ist nichts anderes als kleine gekochte

Chilistücke. Neben Chili heizen auch Knoblauch und Paprika dem Stoffwechsel ein und fördern die Durchblutung. In Chili steckt u.a. der Scharfmacher Capsaicin, der den Schweiß auf die Stirn treibt und das Blut in den Adern schneller laufen lässt. Genau das senkt den Cholesterinspiegel.

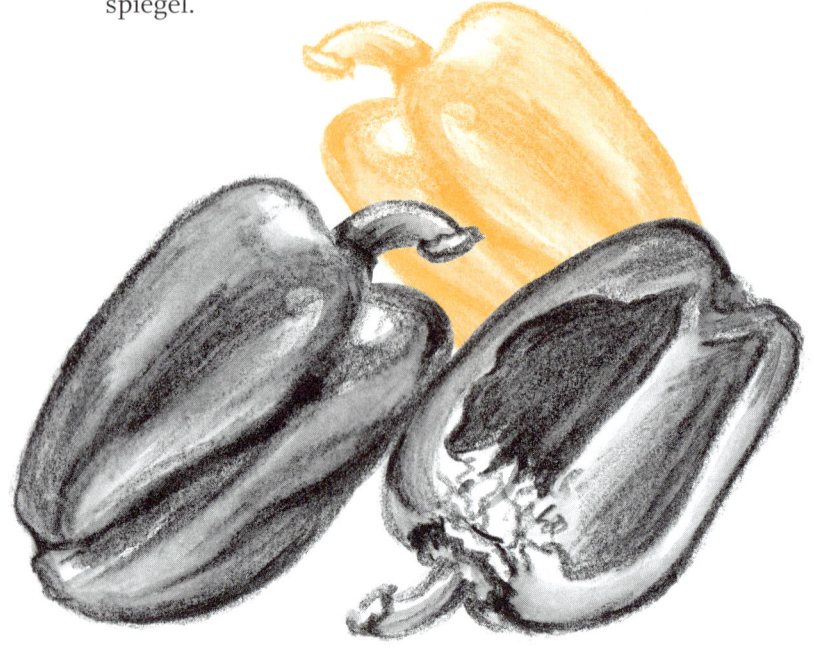

Während uns beim Essen heiß wird, kommt der Stoffwechsel so richtig auf Touren, der Körper wird so schon auf Verarbeitung programmiert und Fett wird schnell zu Energie verbrannt; vor allem in Kombination mit Essig und Eiweiß. Im Darm angekommen, wirkt Chili antibakteriell. Auch getrocknet sind die Schoten aus Südamerika, Westafrika oder Indien Fettkiller und – das sollte man bedenken – genauso scharf.

Desserts und Kuchen

Siehe auch Süßigkeiten *Seite 90.*

Kuchen, Torten und Cremepuddings – einen Moment lang auf der Zunge, ein Leben lang auf den Hüften. Weniger anhänglich sind z.B. Bratäpfel gefüllt mit Zimt, Mandeln und Datteln oder Rosinen, z.B. anstatt Apfelstrudel. Die kann man sogar mit etwas Fingerspitzengefühl in der Mikrowelle zubereiten. Das geht auch richtig schnell, nur braun werden sie darin leider nicht.

Auch andere Süßigkeiten kann man entschärfen: Statt Pflaumenkuchen mit Butterstreuseln heißes Zwetschgenkompott mit Zimt in etwas Weißwein aufkochen. Dazu als Sahneersatz Eiweiß steif schlagen. Fest geschäumte Milch ersetzt ebenfalls jedes Sahnehäubchen.

Auch ein Kuchenersatz ist schnell gemacht, wenn Sahnetorte nicht drin ist. Die kalorienarme Alternative heißt Biskuit, belegt mit frischen Früchten.

Noch etwas Gesundes: Magerquark mit Mineralwasser aufgeschlagen schmeckt wie Sahnequark. Mit Zimt, Ahornsirup und Vanillepulver verfeinert und mit etwas Obst angereichert, da will man gar nicht mehr aufhören.

Dressings

Bei Büffets stürzen sich alle Figurbewussten immmer zuerst auf den Salat und toppen ihren Grünzeugberg dann mit einem ordentlichen Schuss Dressing. Wenn Sie auch so verfahren, können Sie auch gleich die Leberpastete nehmen, denn fertige Dressings sind kleine Kalorienbomben. Hier ein paar schlanke Alternativen, die zudem sehr lecker schmecken:

Essig-Öl-Dressing

1 EL Essig
1 TL Öl
Kräutersalz, Pfeffer
viele frische Kräuter

Dickmilch-Dressing

150 ml Dickmilch
Gewürzgurkensud
Gewürzgurken, klein geschnitten
Senf
Curry, Salz und Pfeffer

Dressing mit Gemüsebrühe

100 ml Gemüsebrühe
Salz, Pfeffer
Essig, Senf
ein paar Kapern
gehackte Petersilie
Gewürzgurken, klein geschnitten
Zwiebelwürfel

Joghurt-Dressing

1 Becher Joghurt
1 EL türkische Paprikapaste
gehackte Petersilie
Tabasco, Salz

Eier

50 hart gekochte Eier in einer Stunde – Paul Newman wollte es als Cool Hand Luke in dem gleichnamigen amerikanischen Spielfilm wissen. An seiner Eierwette wäre er beinahe gescheitert, denn Eier stopfen eben.

Ob pochiert, gekocht oder in einer beschichteten Pfanne gebraten, sie kommen gegen den größten Hunger an. Drei kleine Eier haben ca. 250 Kalorien und reichen z.B. vollkommen für einen Eiersalat oder ein Riesenomelett.

Eier liefern zudem eine ordentliche Portion Tryptophan. Mit dieser Aminosäure bildet der Körper das Glückshormon Serotonin. Auch dem Magen geht es dann gut, Appetit stellt sich nicht so schnell ein. Tryptophan ist außer in Eiern auch in Bananen, Avocados, Haferflocken, Käse und Quark enthalten.

Die Substanz Cholin im Eigelb fördert darüber hinaus den Transport von fettlöslichen Substanzen im Körper. Fett wird also schneller abgebaut. Aber Achtung Cholesterinspiegel: Drei Eier pro Woche sind genug. Dann lieber auf Milch und Sojaprodukte, Leber und Blumenkohl umsteigen. Auch in denen steckt Cholin.

Eisen

In meiner Kindheit gab es Rotbäckchensaft mit viel Eisen für ewig kränkelnde, blasse Kinder. Das pausbackige Mädel mit dem Kopftuch und einer fiebrig frischen Gesichtsfarbe wurde als großes Vorbild präsentiert. Und unsere Eltern hatten gar nicht so Unrecht, denn gerade viele Frauen leiden permanent unter Eisenmangel. Das liegt schon allein daran, dass an den Tagen der Monatsregel bis zu 50 Milliliter Eisen verloren gehen. Wer da nicht einen prall gefüllten Eisenspeicher hat oder zu dieser Zeit verstärkt eisenhaltige Nahrungsmittel isst, bekommt diesen Verlust zu spüren.

Ohne Eisen keine Fettverbrennung, denn das Spurenelement bindet den Sauerstoff, der dazu nötig ist. Rotes Obst und Gemüse wie dunkle Trauben oder rote Beete, Linsen, Bohnen und Erbsen sowie Leber und Muskelfleisch sind gute Eisenlieferanten. Also abends vor dem Fernseher keine Chips, sondern z.B. rote Trauben naschen.

Nicht nur, dass Eisenmangel schlapp macht, dick machen kann er auch. Und mit dem Abnehmen klappt es nicht so richtig, weil eben die Fettverbrennung nicht optimal funktioniert. Wichtig: Zur Eisenaufnahme braucht der Körper Vitamin C, sonst wird das mit der Nahrung aufgenommene Eisen ungenutzt ausgeschieden.

Eiszeit

Was wäre ein Sommer ohne Eiscreme! Fruchtsorbets sind köstlich erfrischend und kalorienarm, das hat sich bereits bis zu den Eisherstellern rumgesprochen, denn Sorbet mit Früchten gibt es inzwischen auch am Stiel genauso wie kalorienarmes Joghurteis ohne Zuckerzusätze mit Erdbeer-, Orange- oder Himbeergeschmack.

Doch auch für Milcheis gibt es inzwischen eine gesunde und kalorienarme Alternative: Sojaeis. Im Ausland kann man dieses in Supermärkten kaufen. Beim nächsten Hollandurlaub sollten Sie das Fertigeis unbedingt probieren. In Deutschland gibt es Sojaeis bisher nur – wenn überhaupt – in Naturkostläden. Dann müssen wir es halt selber machen:

Sojaeis

(Für 4 Personen)

> 2 EL Haselnüsse, grob gehackt
> 500 g Sojacreme
> 5 EL Ahornsirup
> 1/2 EL vom Mark einer Vanilleschote
> 30 g Sojamargarine

Haselnüsse leicht anrösten, anschließend mit Sojacreme, Ahornsirup und dem Vanillemark sowie zerlaufener Sojamargarine vermischen. 30 bis 40 Minuten anfrosten und mit dem Handmixer durchrühren. Nochmal anfrosten und mixen, anfrosten und dann servieren.

Diese gesunde Eisvariante hat pro Portion nur ca. 180 Kalorien.

Eiweiß

In Fitnessstudios werden Unmengen von Eiweiß-Produkten über die Theke geschoben. Wer stundenlang trainiert, will schließlich schnell was sehen, und zwar weniger Fett und dafür Muskelmasse. Ein aktiver Stoffwechsel aber braucht zum Muskelaufbau Eiweiß.

Bekommt der Körper davon bei einer Diät zu wenig, werden

nicht wie gewünscht die lästigen Fettzellen abgebaut, sondern das körpereigene Eiweiß, und das sind nun mal unsere Muskeln. Damit der Stoffwechsel Fett abbauende Reaktionen einleitet, ist Eiweiß daher unerlässlich. Es hat einen enormen Effekt aufs Abnehmen und auf dauerhaftes Schlanksein.

Besonders gute Eiweißlieferanten sind Krabben mit 18% Eiweiß. 30 Gramm davon oder alternativ 30 Gramm Geflügelfleisch, Fisch oder Tofu plus den Saft einer Zitrone sind vor dem Schlafengehen nicht nur ein angenehmes Betthupferl, auf das man sich freuen kann, nein, es wirkt auch: Abnehmen im Schlaf! Der Zitronensaft ist deswegen so wichtig, weil das enthaltene Vitamin C die Produktion von Magensäure anregt, und nur mit ausreichend Magensäure wird Eiweiß gut verdaut und optimal verwertet. In der mediterranen Küche gibt es deswegen – und weniger aus Geschmacksgründen – zum Fisch immer eine Scheibe Zitrone.

Fett

Ganz ohne Fett geht's einfach nicht. Sportler, die gänzlich auf Fett verzichten, verlieren schnell an Muskelmasse. Ohne Fettsäuren werden im Körper auch keine schlank machenden Hormone aufgebaut.

Pflanzliche ungesättigte Fette wie Oliven-, Lein- oder Sojaöl sind für den Körper lebenswichtig und setzen bei einigen Gemüsesorten die Inhaltsstoffe erst frei. Das ist z.B. bei Möhren der Fall. Tierische Fette sollten Sie durch pflanzliche ersetzen, und Sie sollten, wenn es eben geht, auf Sahne, Butter und fetthaltige Wurstsorten verzichten; Cervelatwurst, Fleischkäse, Leberwurst, Mettwurst oder Teewurst

kommen locker auf um die 400 Kalorien pro 100 Gramm.
Nüsse haben ebenfalls einen hohen Fettgehalt, deswegen
sind sie als Dickmacher verschrien, doch sie liefern essentielle Fettsäuren, das sind solche, die der Körper braucht, aber
nicht selbst herstellen kann. Zu diesen gesunden Fetten
gesellt sich in Nüssen auch der Fatburner Magnesium. Also:
Ein paar Nüsse sind immer okay (siehe auch *Seite 79*).

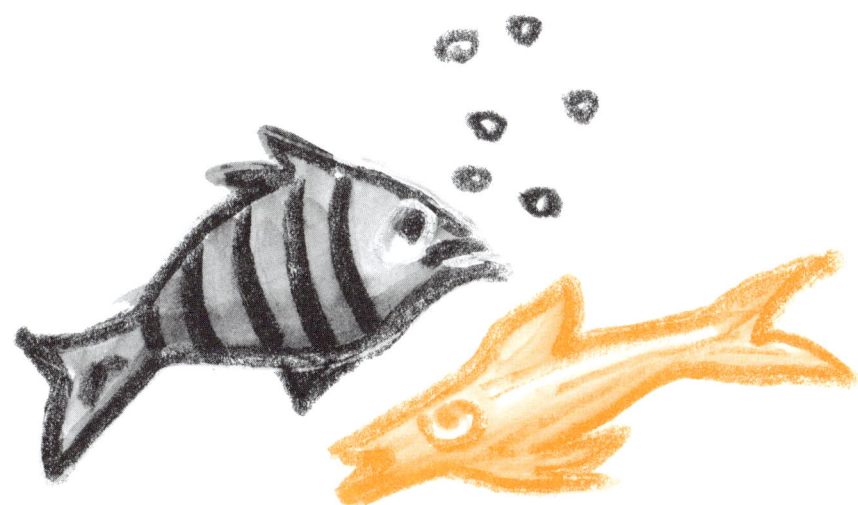

Fisch

Wer auf eine schlanke Linie achtet und Fisch mag, kann fettarme Sorten wie Dorade, Schellfisch und Kabeljau ohne
schlechtes Gewissen mehrmals pro Woche genießen. Und
man sollte in Restaurants die Speisekarte immer nach mageren Sorten wie Barsch, Dorsch, Kabeljau, Hecht, Schellfisch,
Seeteufel, Seezunge, Steinbutt oder Zander absuchen.
Denn Fisch hat es in sich. Er enthält wie Algen Jod, das die
Schilddrüse anregt, kurbelt den Grundumsatz des Kalorien-
verbrauchs an, und außerdem sorgt das reichlich vorhande-

ne Eiweiß für einen aktiven Stoffwechsel. Eine Menge Proteine und ein hoher Selengehalt kommen dazu, weiterhin Vitamin B. Fettere Fischsorten wie z.B. Aal liefern zwar mehr Kalorien, aber auch mehr wertvolle Inhaltsstoffe, nämlich außer dem bereits erwähnten Vitamin B auch die Vitamine A, D und E sowie essentielle Fettsäuren. Fazit: Fisch kann nie schaden!

Fleisch

„Ich kenne viele Fleischfresser, die erheblich friedlicher sind als Vegetarier." Wenn Mahatma Gandhi nichts gegen ein gutes Stück Fleisch hatte, brauchen wir uns auch nicht scheuen. Allerdings gilt generell: Weißes Fleisch hat weniger Fett als rotes.

Geflügel aller Art ist also immer magerer als z.B. Schweinefleisch oder Rind – und gesünder. Geflügel enthält z.B. dreimal so viel Vitamin B_3 wie Schweinefleisch. In Kombination mit Sport wird Carnitin freigesetzt, das die Blutfette zur Verbrennung in die Zellen transportiert.

Hier ein besonderer Tipp: 100 Gramm *Hähnchenfilet* gegrillt, mit etwas Zitronensaft kurbelt über Nacht den Fettabbau an und entschlackt im Schlaf.

Schaffleisch ist besonders reich an Carnitin. Voraussetzung für die Fettverbrennung ist wieder viel Bewegung.

Leber und allgemein *Innereien* wie Herz, Lunge, Nieren und Milz sind kalorienarm und enthalten jede Menge Eisen und B-Vitamine. Doch sie gelten als stark schwermetallbelastet und sollten höchstens einmal pro Monat auf den Tisch kommen. Innereien vom Rind sollten in Zeiten von BSE allerdings bis auf weiteres vom Speiseplan gestrichen werden.

Frühstück

Die absoluten DON´TS sind leider: Croissants, Weißbrot und Hefeteilchen voll süßer Marmelade, Nussnougatcreme und gesalzener Erdnussbutter. Aber dafür kann man sich an Vollkornbrot und Körnerbrötchen richtig satt essen. Brotaufstriche mit Powereffekt sind Melasse und Honig, in großen Mengen enthaltener Fruchtzucker bringt den Körper anhaltend in Schwung.

Marmeladen liefern mit ihrem Zuckergehalt nur einen kurzen Energieschub, also leere Kalorien. Haselnussmus oder Erdnussbutter ohne Salz aus dem Reformhaus sind nicht gerade kalorienarm, liefern aber Nährstoffe. Cashewmus schmeckt göttlich – wenig nehmen und nicht die Kalorienangabe lesen!

Wer morgens am liebsten vor einer großen Schüssel Müsli sitzt, der sollte sich seine Zutaten besser selbst zusammenstellen, denn Fertigmischungen enthalten meist Zuckerzusätze und zu viele Nüsse. Der Hauptbestandteil Ihres Müslis sollten Haferflocken sein; sie haben kaum Fett, aber dafür machen die Getreideflocken lange satt.

Das Frühstück liefert dem Körper die Basis für den bevorstehenden Tag, diese Mahlzeit sollte man in Ruhe genießen.

Gebäck

Das Schönste an der Weihnachtszeit ist für viele das Plätzchenbacken und natürlich das Plätzchenessen. Weil sie so klein sind, greift man gern zu. Wer vermutet in ihnen schon kleine Kalorienbomben bzw. vor allem Fettbomben? Doch Achtung: 100 Gramm Spritzgebäck haben ca. 530 Kalorien, Butterspekulatius 480.

Aber es geht auch ganz ohne Fett, nämlich mit selbst gebackenen Dattelmakronen. Das Rezept:

Dattelmakronen

(Für 60 Makronen)

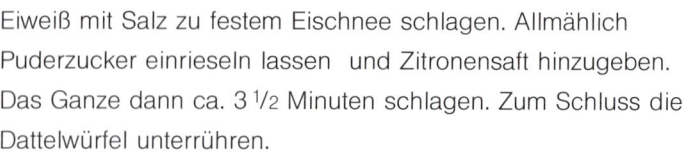

> 3 Eiweiß
> 1 Pr. Salz
> 225 g Puderzucker
> 1 EL Zitronensaft
> 225 g Datteln, klein gewürfelt
> 60 Oblaten

Eiweiß mit Salz zu festem Eischnee schlagen. Allmählich Puderzucker einrieseln lassen und Zitronensaft hinzugeben. Das Ganze dann ca. 3 1/2 Minuten schlagen. Zum Schluss die Dattelwürfel unterrühren.

60 Oblaten auf einem mit Backpapier belegten Backblech verteilen und die Masse darauf setzen.

Die Makronen 15 bis 20 Minuten in einem auf 150 °C vorgeheizten Ofen backen.

Diese süße Verführung hat pro Stück ca. 115 Kalorien und eine Extraportion Zink.

Gemüse

Vitamine, Mineral- und Ballaststoffe halten den Stoffwechsel in Schwung. Gemüse entgiftet und entschlackt außerdem. Wer es lieber gekocht mag, sollte das Grünzeug trotzdem knackig lassen, denn wenn es verkocht, gehen wertvolle Inhaltsstoffe verloren (siehe auch „Zubereitung" *Seite 29*). Rohkost ruhig auf Vorrat kaufen. Möhren und Kohlrabi sind ideal zum Knabbern für zwischendurch, und wenn Rohkost im Haus ist, greift man eher mal zu einer Möhre als zu einem Stück Schokolade, der Heißhunger nach Chips überfällt einen nicht so schnell.

Wer nicht so viel kauen möchte, kann Gemüse auch trinken. Gemüse- oder Tomatensaft, verrührt mit gehackten Kräutern und Hefeflocken, wirkt stark entwässernd und macht satt. Ein solches Glas kann das Abend- oder Mittagessen ersetzen.

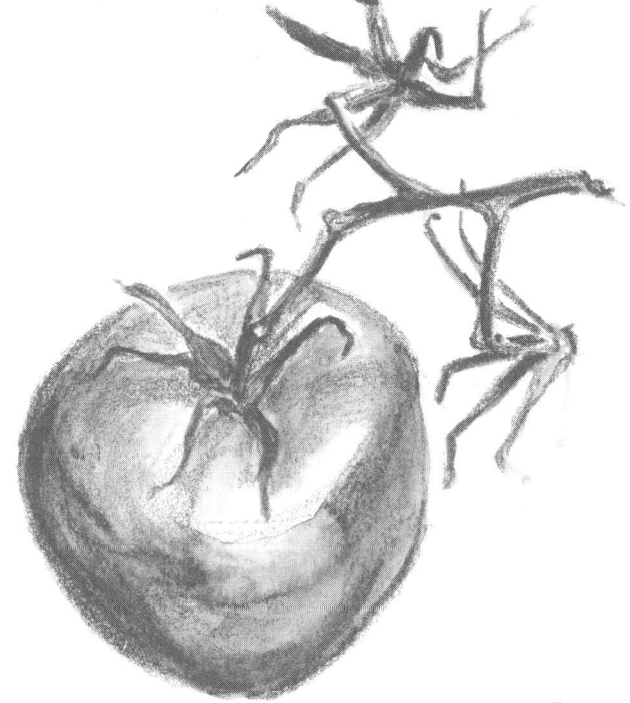

Bei einer Gemüsediät darf man mindestens ein Kilogramm Gemüse täglich essen. Oder auch mehr, wer noch kann, egal in welcher Form, ob gegrillt, gedünstet, als Saft oder Suppe. Dazu mindestens drei Liter Flüssigkeit trinken.

Das Ganze hat einen sensationellen Schlankheitseffekt. Gemüse hat nämlich sehr wenige Kalorien, entwässert und schwemmt Giftstoffe aus dem Körper. Der Stoffwechsel wird ordentlich angekurbelt, genauso die Fettverbrennung. Je mehr Gemüse, desto mehr Fett wird verbrannt, also hungern muss man bei dieser Diät ganz bestimmt nicht.

Wichtig ist dabei: Um möglichst viele Nährstoffe zu sich zu nehmen, sollte man die Gemüseauswahl farbenfroh angehen. Immer Rot, Gelb und Grün mischen und abwechseln. Das hebt nicht nur die Abnehmlaune, sondern man wird bei so einem Gemüsetag auf gesunde Weise locker ein Pfund los. Diese Diät hält man auch ein paar Tage durch, mehr als fünf sollten es aber nicht sein.

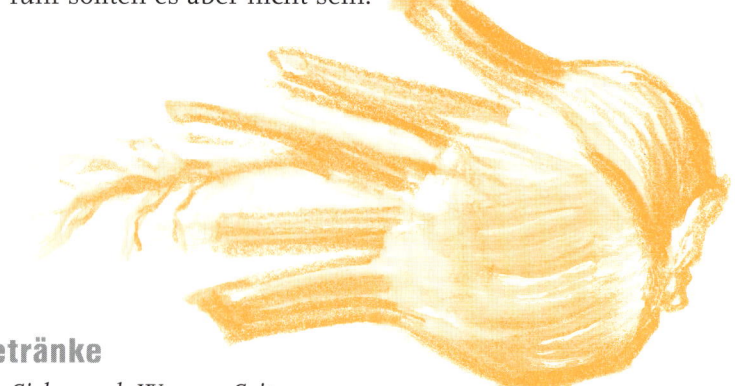

Getränke

Siehe auch Wasser *Seite 93.*

„In kleinen Mengen hat Wasser noch keinem geschadet." Mark Twain machte auch in diesem Zitat keinen Hehl daraus, dass er hochprozentige Getränke bevorzugte.

Wasser in großen Mengen, Mineralwasser pur, sollte auf

Ihrer Durstlöscher-Liste ganz oben stehen. Zwei bis drei Liter täglich sollten es schon sein, das dämpft auch das Hungergefühl. Suchen Sie sich Ihre Lieblingssorte und gehen Sie dabei nach Geschmack und Inhaltsstoffen vor. Sodium sollte nur in kleineren Mengen enthalten sein – ca. 10 Milligramm pro Liter sind optimal –, Magnesium und Kalzium in größeren. Egal, ob still oder sprudelnd, wer regelmäßig Mineralwasser trinkt, tut viel für Haut und Nieren und beugt außerdem Kopfschmerzen vor. Wer auch seine besondere Marke nach einiger Zeit langweilig findet, kann mit einem Spritzer Zitronensaft nachhelfen, der liefert zusätzlich auch noch Vitamin C. Und wem das immer noch zu fad schmeckt, der mischt richtig. Am besten mit frischen Fruchtsäften, dann erhält die Schorle gleich einen Vitamin-bonus, allerdings auch mehr Kalorien.

Warm und würzig ist auch gesund: Brühe macht satt, hat Geschmack und nur 10 Kalorien pro Tasse. Egal ob Gemüse- oder Hühnerbouillon, ob aus dem Glas oder als Brühwürfel. Im Reformhaus gibt es salzarme und besonders nährstoff-reiche Produkte. Dort findet man auch Instant-Misosuppe (siehe *Seite 74*) in einzelnen Beuteln verpackt, die besonders viel Eiweiß enthält.

Gewürze

Siehe auch Süße Gewürze *Seite 89.*

Gewürze enthalten weder Fett noch Kalorien, und trotzdem machen sie aus jedem einfachen Essen ein geschmackvolles Mahl. Und sie sorgen gleichzeitig dafür, dass die Mahlzeit sofort verarbeitet wird. Ihre Inhaltsstoffe feuern den Stoffwechsel regelrecht an, Fett wird sofort verbrannt und kann gar nicht erst ansetzen.

Gewürznelken stammen von den Molukken. Sie enthalten Eugenol, einen Bitterstoff, der den Fettabbau unterstützt. Deswegen gehören Nelken in jeden Magenbitter. An Kohl beugen Nelken Blähungen vor.

Kardamom kennt man bei uns hauptsächlich als Plätzchen- und Lebkuchen-Gewürz. Aber die gemahlene Saat der Kardamompflanze, die in Indien angebaut wird, passt auch zu Fisch, Fleisch und Geflügel und kommt in Indien an jedes Reisgericht. In arabischen Gebieten gilt Kardamom zusammen mit Kaffee aufgebrüht als Aphrodisiakum. Doch das Beste: Kardamom hilft beim Abnehmen, denn der Inhaltsstoff Borneol kurbelt die Verdauung an.

Koriander wächst nicht nur in den Mittelmeerländern, sondern an sonnigen Plätzen auch bei uns. Er stimuliert die Magensäfte, Grund dafür ist das ätherische Öl Linanool.

Die *Muskatnuss*, der Samenkern der Frucht des Muskatnussbaums, der ebenfalls von den Molukken stammt, muss frisch gerieben werden, denn nur dann entfaltet sich ihr Geschmack optimal. Muskat bringt den Kreislauf in Schwung und sorgt für gute Laune.

Pfeffer, der ursprünglich nur in Indien angebaut wurde, steigert mit seinem Piperingehalt die Fettverbrennung, ist verdauungs- und appetitanregend. Pfeffer gehört zu den hitzeempfindlichen Gewürzen und verliert beim Kochen seinen Geschmack. Pfefferkörner sollten erst beim Servieren mit einer Mühle frisch auf das Gericht gemahlen werden.

Piment, die Beeren des südamerikanischen Nelkenpfefferbaumes, beruhigen den Magen, senken den Blutdruck und fördern die Verdauung. Piment ist ein Weihnachts- und Einmachgewürz, passt zu Fleisch und Fisch.

Haferflocken

Steht Ihnen ein wichtiger Tag bevor? Nichts bringt am Morgen mehr Power als eine große Schüssel Porridge:

Porridge

Haferflocken mit Wasser, Zimt und einer Prise Salz aufkochen, bis ein richtig dicker Brei entsteht. Dann etwas Milch hinzugeben, noch etwas köcheln lassen und den Topf vom Herd nehmen. Jetzt die Masse abgedeckt 5 Minuten stehen lassen.

Der feste Brei kann dann je nach Geschmack mit Honig oder Ahornsirup gesüßt und nochmals mit Milch übergossen werden. Nach dieser Portion kommt so schnell kein Hungergefühl auf. Außerdem lässt sich mit einem solchen Frühstück auch ein nervöser Magen prima beruhigen. Hafer bremst übrigens das Blutfett aus, senkt also auf natürliche Weise die Cholesterinmenge im Körper und versorgt ihn mit Ballaststoffen sowie mit etwas Vitamin E, mit enormen Mengen des Vitamin-B-Komplexes, Kalzium, Kalium und Magnesium.

Wer zum Kochen Sojamilch benutzt, sollte diese erst nach dem Quellen hinzugeben, denn im Unterschied zu Kuhmilch saugen die Haferflocken das Sojagetränk nicht so gut auf.

Ingwer

Fördert das Entschlacken und den Abtransport von Giftstoffen im Körper. Wer regelmäßig Ingwertee trinkt oder seine Suppe mit Ingwer würzt, schwemmt alles aus. Frischer Ingwer gerieben gibt gedünstetem Gemüse einen asiatischen Touch – köstlich. Von langweiligen Ballaststoffen kann da keine Rede mehr sein. Den restlichen Ingwer kann man übrigens einfrieren und bei späterem Gebrauch in gefrorenem Zustand reiben. Aromaöle wie der Scharfstoff Gingerol regen die Verdauung an, beruhigen den Magen und geben dem Körper Kraft, weil sie das Immunsystem stärken. Eine heiße Tasse scharfer Ingwertee hilft bei Erkältung und Grippe. Anschließend warm einpacken und richtig schwitzen.

Ingwertee

1 cm Ingwer in eine Tasse reiben, mit kochendem Wasser übergießen, zudecken und 10 Minuten stehen lassen. Einen Löffel Honig dazu und dann in kleinen Schlucken trinken.

Jod

Jodmangel ist bei uns sehr verbreitet. Dabei benötigt der Körper dieses Spurenelement zum Aufbau der Schilddrüsenhormone. Jod macht aktiv und bremst den Hunger, denn der Antriebsstoff für die Schilddrüse steuert die Aktivität und beeinflusst den Stoffwechsel. Also mit Jodsalz oder besser noch Jod-Kräutersalz würzen und öfters Algenprodukte oder Zwiebeln essen. Das sind geballte Jodquellen. Genauso wie Seefische oder andere Meerestiere.

Tipp: Gegrillte Garnelen mit Maiskeimöl und Knoblauch schmecken prima mit Spaghetti und sind extrem jod- und eiweißhaltig. Dazu kommt ein Vitaminbonus, wenn Sie frische Kräuter wie Koriander oder Basilikum darüber streuen. Mit Jodsalz, Pfeffer und Zitronensaft wird gewürzt.

Kartoffeln

250 Gramm Kartoffeln decken ein Viertel des Tagesbedarfs an lebenswichtigen Nährstoffen. Entwässerndes Kalium und Spurenelemente in den Knollen kurbeln die körpereigene Produktion von Enzymen an. Egal, ob püriert, in Suppen, als supermagere Folienkartoffel, mit Pelle oder gebraten – Kartoffeln sind gesunde und sättigende Schlankmacher. Ausnahmen sind natürlich Pommes frites und fetttriefende Bratkartoffeln. Diese saugen übrigens nicht so viel Fett auf, wenn man die gekochten Scheiben erst einmal ohne Fett anbrät und die Butter später hinzugibt. Und freunden Sie sich mit Pellkartoffeln an, denn in der Schale stecken wertvolle Vitalstoffe. Zusammen mit gekochtem Ei und Kräuterquark oder der hessischen „grünen Soße" haben Sie schnell eine leichte, gesunde und sättigende Mahlzeit, die Ihrer Figur gut tut.

Käse

„Käse schließt den Magen", heißt es, denn Milcheiweiß, Milchsäure und enthaltenes Milchfett sind sättigend und besonders leicht verdaulich, werden also sofort verarbeitet. Also sollte man davon nicht nach dem Menü essen, sondern

Käse zur Vorspeise machen. In Restaurants findet man ihn auf der Vorspeisenkarte nur selten. Wenn Sie jedoch mal irgendwo „Ziegenkäse auf Rucola mit Walnüssen und Datteln" lesen sollten, unbedingt bestellen!

Wenn Sie Ihr Menü mit Käse beginnen, dann sollten es magere Sorten sein, wie z.B. Harzer Käse: 100 g haben nur 0,5 g Fett, er macht satt, liefert hochwertiges Eiweiß und besonders viel Kalzium und schmeckt super zu Salat. Hüttenkäse, Frischkäse mit Buttermilch oder 10%igen Kochkäse kann man unbesorgt genießen. Schafs- und Ziegenkäse haben weniger Fett und weniger Lactose als Käse aus Kuhmilch; sie werden deshalb auch von Lactoseallergikern vertragen.

Käse mal ganz anders, als Salat mit mariniertem Harzer:

Salat mit mariniertem Harzer

(Für 4 Personen)

2 EL Weißweinessig

Jodsalz, weißen Pfeffer

4 EL Olivenöl

1 rote Zwiebel

2 Lauchzwiebeln

$1/2$ Bd. Petersilie

200 g Harzer Käse

1 Kopf Friséesalat

200 g junger Blattspinat

je 1 gelbe und rote Paprika

Weißweinessig, Jodsalz, Pfeffer und Olivenöl verrühren. Rote Zwiebel und Lauchzwiebeln fein würfeln, Petersilie grob zerhacken und alles unter die Marinade rühren. Harzer Käse in der Marinade eine halbe Stunde ziehen lassen. In der Zwischenzeit Friséesalat und Blattspinat waschen, abtropfen lassen und die Paprika würfeln. Das Ganze auf einem großen Teller anrichten, den eingelegten Käse darauf verteilen und die Marinade über den Salat träufeln.

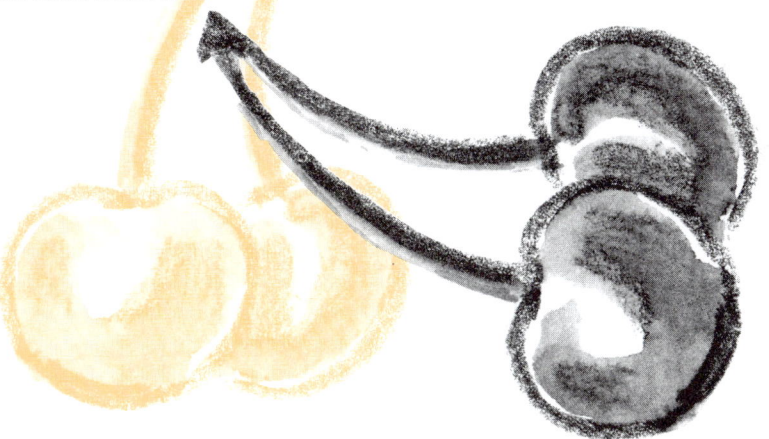

Kernobst

Siehe auch Obst *Seite 80 und* Zitrusfrüchte *Seite 96*.

Handlich, voll von Faser- und Nährstoffen, ein süßer, aber kalorienarmer Snack, der Kreislauf und Darm in Schwung bringt.

Im Dörrobst stecken die wertvollen Inhaltsstoffe konzentriert. Schon eine Handvoll getrockneter *Aprikosen* deckt z.B. ein Drittel des Tagesbedarfs an Kalium, das den Körper entschlackt.

Aprikosen sind sowieso regelrechte Schönmacher: Lycopin, Betacarotin, Kalium und Eisen stecken in der Sommerfrucht und halten die Haut jung.

Kirschen wirken leicht abführend, sind gute Vitamin-C- und Kalium-Lieferanten und beugen Krebserkrankungen vor. Sie beinhalten eine Säure, die dem Wachstum von Krebszellen vorbeugt, indem sie ein dazu nötiges Enzym blockiert. Diese Säure steckt auch in *dunklen Trauben.*

Pflaumen sind gute Kaliumlieferanten und fördern die Verdauung. Die getrockneten Früchte tun das auch. Fünf bis sechs Dörrpflaumen helfen bei trägem Darm und enthalten Zink, Kalium und Vitamin B_6.

Getrocknete *Datteln* liefern besonders große Mengen Zink. 12 Stück decken den Tagesbedarf und gelten außerdem in arabischen Ländern als Aphrodisiakum.

Tipp: Beim letzten Stück Obst den Kern wie ein Bonbon im Mund behalten, er vertreibt das Hungergefühl.

Kiwi

Die kleinen Neuseeländer haben es in sich. Nur ca. 29 Kalorien pro Stück, aber sie liefern den doppelten Vitamin-C-Gehalt einer Orange, mehr Faserstoffe als ein Apfel, so viel Vitamin E wie eine Avocado und jede Menge Kalium, das die Magen- und Darmfunktion anregt. Das allein macht Kiwis schon essenswert. Doch es kommt noch besser: Zum Turbo-Fettkiller werden Kiwis durch die Flavonoide, die Pflanzenfarbstoffe, im Fruchtfleisch, die die Wirkung des Vitamin-C-Gehalts um ein 20faches steigern; fettabbauende Hormone werden also schneller und in größerer Menge produziert.

Die Kiwi lässt übrigens neuerdings Verwandtschaft einfliegen: die Zespri, innen gelb, etwas milder im Geschmack, aber genauso gesund. Ob nun Kiwi oder Zespri, beide bremsen mit ihrem intensiven Geschmack den Heißhunger auf Süßigkeiten.

Knoblauch

Dass Knoblauch eine antibakterielle Wirkung hat, wurde 1858 von Louis Pasteur zum erstenmal wissenschaftlich bewiesen. Abgesehen davon, dass die Knolle entzündungshemmend wirkt, krebsvorbeugend ist und bei Arthritis und Durchfall hilft, kann sie den Blutdruck und den Cholesterinspiegel enorm absenken.

Beim Zerdrücken einer Zehe wird Allicin freigesetzt. Dieser Wirkstoff sorgt im Körper für den Abbau von Cholesterin und reduziert die Menge der ungesunden Fette, die die Leber produziert. Fettpolster verschwinden also, und zwar mit viel Power. Auch der Cholesterinspiegel kann durch die regelmäßige Zufuhr von Knoblauch um 12 bis 15% gesenkt werden.

Und wer nicht täglich Appetit auf eine ganze Knolle hat und darüber hinaus seinen Mitmenschen nicht permanent eine Knoblauchfahne zumuten möchte, der bekommt in Apotheken und Reformhäusern getrocknetes Knoblauchpulver in Tablettenform. Das wirkt genauso.

Kokosmilch

In vielen Supermärkten und in jedem Asia-Laden gibt es Kokosmilch in Dosen. Die Milch ist angenehm mild im Geschmack, nährstoffreich und gibt jedem Gemüsegericht eine fernöstliche Note. Kokosmilch ist ein prima Sahneersatz, mit ihr kann man wunderbar bekömmliche und kalorienarme Rahmsoßen zaubern.

Bei Putenbrust in Kokosmilch wird jeder Gourmet schwach. Und die Zubereitung ist ganz einfach:

Putenbrust in Kokosmilch
(Für 4 Personen)

600 g Putenbrustfilet
500 g grüner Spargel
100 g frische Maiskölbchen
200 ml Kokosmilch
100 g Bambussprossen
250 g Ananasstücke
Zitronensaft, Pfeffer, Sambal Oelek, 1 Pr. Zucker

Das Geflügel in feine Streifen schneiden, den Spargel waschen und das untere Drittel schälen, die Enden entfernen und anschließend den Spargel in Stücke schneiden. Spargel zusammen mit den Maiskölbchen 6 bis 7 Minuten in Salzwasser kochen.
Jetzt kommt endlich die Kokosmilch ins Spiel: 200 ml ungesüßte Milch aufkochen und die Putenbruststreifen, Bambussprossen aus der Dose und Ananasstücke hineingeben und 3 bis 4 Minuten gar ziehen lassen. Anschließend Spargel und Mais zugeben, mit etwas Zitronensaft, Pfeffer, Sambal Oelek und einer Prise Zucker abschmecken und mit Basmatireis servieren.

Kräuter

Ein kleiner Kräutergarten auf dem Balkon oder auf dem Fensterbrett in der Küche sieht gut aus und liefert grüne Fatburner. Frische Kräuter geben Würze, d. h. weniger wasserbindendes Kochsalz ist nötig, um Ihrem Essen Geschmack zu geben, und sie liefern zusätzliche Vitamine. Erst nach dem Garen aufs Essen streuen, sonst verlieren sie an Wirksamkeit und Geschmack.

Thymian, Rosmarin und *Salbei* sind dagegen unempfindlich, durch die Hitze werden sie sogar noch geschmacksintensiver. Also ruhig mitkochen.

Neben den Klassikern *Petersilie* und *Schnittlauch* haben auch wilde Kräuter entschlackende und cholesterinsenkende Wirkungen:

Löwenzahn enthält Taraxin, einen Bitterstoff, der sich positiv auf die Leber- und Gallenfunktion auswirkt. Außerdem Cholin, den Stoff, der den Transport von Fettzellen im Körper steuert. Und in den Wurzeln, die man mitessen kann, ist Inulin enthalten, welches das Immunsystem stärkt.

Bärlauch kurbelt die Verdauung an. Dafür ist sein Inhaltsstoff Allicin verantwortlich, der darüber hinaus antibakterielle Wirkung hat und den Blutdruck sowie Cholesterinspiegel senkt.

Brennnesseln sind gute Magnesiumlieferanten und bringen so dem Stoffwechsel Schwung. Außerdem steckt in Brennnesseln Kieselsäure, die gut für unser Bindegewebe, für reine Haut, für schöne Haare und kräftige Fingernägel ist.

Linsen

Die Hülsenfrüchte enthalten Methionin, eine Aminosäure, die den Stoffwechsel anregt. Sportler schwören drauf. Je mehr, desto besser, denn Linsen sind dazu eiweißhaltig und machen richtig gut satt. Linsen gibt es fertig als Suppe in der Dose, die schmeckt dann mit etwas Essig nachgewürzt wie früher am Samstag zu Hause. Fertig gekocht, nur mit

Kräutern, gibt es Linsen ebenso im Supermarkt, da fehlen dann Speck und Kartoffeln, und man kann sie selbst abschmecken. Mit Curry und Rosinen angemacht, werden sie zur indisch angehauchten Vorspeise.

Magnesium

Dass der Mineralstoff ein Energiespender ist, ist schon lange bekannt, dass er sich auch kraftvoll an überschüssige Pfunde heranmacht, weniger. Nur, um dies zu leisten, braucht der Körper eine Tagesration von 300 bis 400 Milligramm! Diese empfohlene Menge an Magnesium begünstigt weiterhin den Knochenaufbau und unterstützt die Aufnahme und Umwandlung von anderen Mineralstoffen und Vitaminen, z.B. bei Kalzium und Ascorbinsäure, also Vitamin C.

Besser als Magnesium-Präparate aus der Apotheke ist grünes Gemüse wie Kohl, Salat oder Avocados, Weizen-Vollkornprodukte, Aprikosen, Mangos und Bananen, Nüsse, Samen und Kerne. Nur wenig Magnesium liefern Käse und Milchprodukte, Fisch und Geflügel.

Misosuppe

Misosuppe aus fermentierten Sojabohnen und Reisextrakt kommt aus Japan. Sie gibt einen super Stoffwechselkick und ist voll von wertvollen Eiweißstoffen. Die braune Paste gibt es in Reformhäusern, wo man manchmal auch Instant-Packungen mit Algen und Zwiebelzusatz findet. Die sind nicht nur praktisch, sondern auch sehr nahrhaft. Eine Tasse täglich empfehlen die Asiaten, um schlank zu bleiben. Misosuppe ist aber auch ein idealer Fond für Hühnergerichte und Soßen.

Hier das Rezept für eine feurige Hühnersuppe:

Feurige Hühnersuppe

(Für 4 Personen)

> 4 EL Misopaste
> 1 l Wasser
> 400 g Hähnchenbrustfilet
> 3 EL Sojasoße
> 1 zerdrückte Knoblauchzehe
> 1 TL frisch geriebener Ingwer
> 2 EL Speisestärke
> 600 g Gemüsemischung nach Wahl (TK)
> 50 g Glasnudeln
> Sambal Oelek, Jodsalz

Misopaste in Wasser aufkochen. Hühnchenfleisch würfeln. Sojasoße, Knoblauch, Ingwer und Speisestärke verrühren und das Fleisch dazugeben. Gemüse in der Misosuppe kochen, dann das Fleischgemisch zugeben und 5 Minuten garen lassen. Glasnudeln mit kochendem Wasser übergießen, 3 Minuten ziehen lassen und rein in die Suppe. Mit Sambal Oelek – Vorsicht, ein wenig reicht –, Sojasoße und Jodsalz abschmecken.

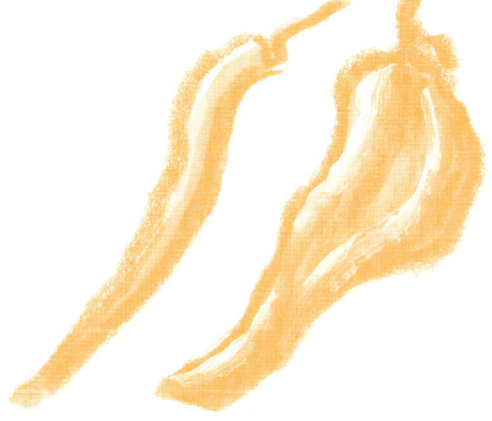

Molke

Früher hat man Molke als so genanntes Abfallprodukt einfach ins Viehfutter gekippt, Perlen vor die Säue!

Molke liefert Milchzucker, Vitamine und Mineralstoffe, löscht den Durst und dämmt den Hunger ein. Ein Glas Molke verrührt mit zwei Teelöffeln Apfelessig puscht den Stoffwechsel. So ein Drink ist ein gesunder Sattmacher für zwischendurch – auch bei Diäten –, denn die enthaltenen Aminosäuren, die vom Körper selbst nicht produziert werden können, sorgen dafür, dass sich beim Abnehmen die Muskelmasse nicht reduziert.

Noch ein supergesunder Molkemix:

1 großes Glas Molke mit dem Saft einer Orange mischen.

Nach diesem Drink ist der Hunger erstmal vergessen, und die Darmflora freut sich.

Wenn Sie Ihrer Haut etwas Gutes tun wollen, nehmen Sie doch mal ein Molkebad. Einen Liter Diätmolke in ein Vollbad geben und dann 20 Minuten abtauchen. Die Milchsäure macht die Haut rein und zart.

Molke gibt es flüssig oder in Pulverform, trinkfertig, naturbelassen oder mit Geschmackszusätzen in Reformhäusern und Naturkostläden.

Muscheln

In 100 Gramm Miesmuscheln stecken nur 51 Kalorien. 150 Gramm davon decken schon unseren Tagesbedarf an Jod. Blutbildendes Eisen und knochenstärkendes Kalzium liefern die Meeresfrüchte ebenfalls. Von September bis April, in den R-Monaten also, haben sie Hochsaison.

Muscheln sind leicht zuzubereiten, hier ein Sellerie-Kräuter-Sud:

Muscheln mit Sellerie-Kräuter-Sud

(Für 2 Personen)

1 kg Muscheln
1 Stangensellerie
2 Fleischtomaten
2 Knoblauchzehen
2 EL Olivenöl
Salz, Pfeffer
$1/8$ l Weißwein
1 Bd. gemischte Kräuter

Muscheln gründlich reinigen. Dabei auf Sand achten, der muss weg, sonst knirscht er beim Essen zwischen den Zähnen. Wichtig: Bereits offene Muscheln, die sich auch nach einem leichten Schlag nicht wieder schließen, müssen ebenfalls weg! Außerdem diejenigen, die sich nach dem Kochen nicht geöffnet haben.

Stangensellerie und Fleischtomaten würfeln, Knoblauchzehen abziehen, hacken und in Olivenöl anbraten. Sellerie dazugeben und andünsten, mit Salz und Pfeffer würzen und mit Weißwein aufgießen. Zugedeckt dünsten, bis der Sellerie bissfest ist. Dann die Tomaten und die Muscheln zugeben. Zugedeckt bei mittlerer Hitze köcheln lassen, bis sich die Muscheln öffnen. Vor dem Servieren ein Bund gemischte Kräuter, fein gehackt, untermischen. Als Beilage reicht frisches Brot.

Nudeln

„Alles, was Sie hier sehen, verdanke ich Spaghetti." Damit unterstreicht die italienische Schauspielerin Sofia Loren – trotz ihrer tollen Figur – den Irrglauben, dass Nudeln ansetzen.

Doch es ist nicht die Pasta selbst, die für üppige Formen sorgt; Nudeln machen zwar satt, aber nicht dick. Fetttriefende Sahnesoßen sind die wahren Dickmacher. Nudeln allein liefern Kohlenhydrate pur, die die Serotonin-Produktion im Gehirn ankurbeln. Das Hormon hat eine beruhigende und glücklich machende Wirkung auf den Körper. Wer viel Sport treibt, kommt mit Nudeln richtig in Topform, auch figürlich. Ein regelrechtes Good-Mood-Food ist garantiert diese schlanke Spaghettivariante mit Pestosoße:

Spaghetti mit Pestosoße

(Für 1 Person)

50 g Spaghetti
1 Bd. Petersilie
15 g Pinienkerne
1 TL Olivenöl
20 g Parmesan
Jodsalz, Pfeffer

Nudeln in reichlich Salzwasser gar kochen. Die Blätter von der Petersilie abzupfen und in einem Mörser zerkleinern. Pinienkerne, Olivenöl und Parmesan dazu, mit Jodsalz und Pfeffer abschmecken und unter die abgetropften Spaghetti mischen. Fertig.

Nüsse und Samen

Nüsse haben es „in sich". Damit meinen die meisten Fett und lassen die Finger davon. Diesen schlechten Ruf haben Nüsse wirklich nicht verdient, denn sie sind in Maßen durchaus figurfreundlich:

Samen und Nüsse liefern Magnesium für den Fett abbauenden Stoffwechsel, sind also auch cholesterinsenkend. Da ist Naschen erlaubt. Es gibt aber einen Haken: Gesalzen und in Fett geröstet sollten Nüsse nicht sein.

Alle Nusssorten enthalten wertvolle Proteine, besonders *Erdnüsse*, gefolgt von *Mandeln* und *Walnüssen*. Isst man sie zusammen mit Vitamin-C-haltigen Nahrungsmitteln, setzen Nüsse ihren Zinkgehalt besonders gut frei.

Sonnenblumenkerne stecken voll von Proteinen, Vitamin B, Eisen, Zink, Kalium und liefern sehr viel Vitamin E und Selen.

Kürbiskerne sind Proteinkeulen, dazu liefern sie Mineralstoffe wie Magnesium, Kalium, Eisen, Phosphor, Zink und etwas Vitamin A. Eine Handvoll kleiner Kerne ist ein prima Snack und supergesund.

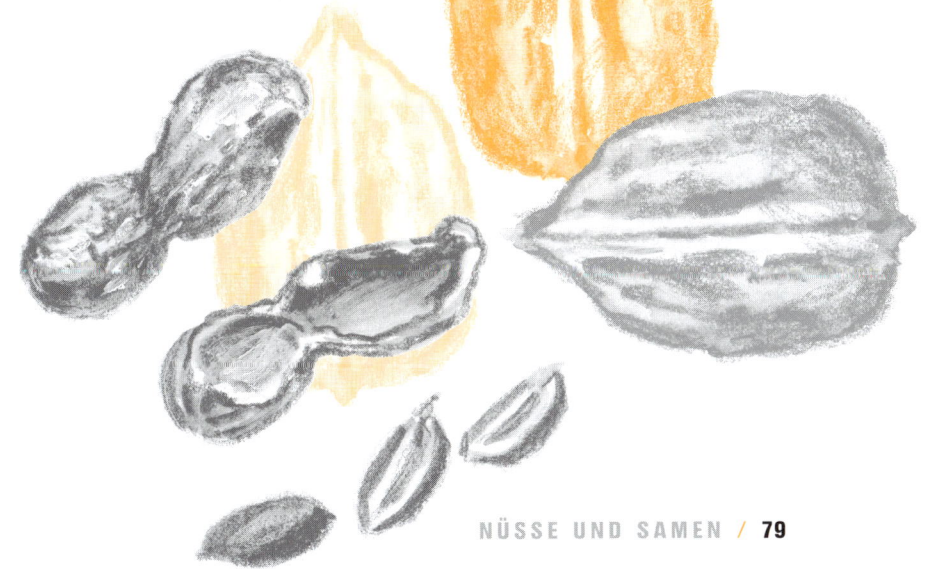

Cashewkerne enthalten viel Tryptophan, eine Aminosäure, die die Serotoninproduktion ankurbelt, und dämpfen das Hungergefühl. Sechs Kerne reichen aus, um die Naschsucht fürs Erste zu stoppen, doch dann aufzuhören, ist fast unmöglich.

Obst

Siehe auch Kernobst *Seite 69 und* Zitrusfrüchte *Seite 96.*
Wer rundum gesund in den Tag starten will, der frühstückt Obst. Wenig Kalorien, kein Fett, aber Energie bringenden Fruchtzucker! Früchte sind auch eine ideale Zwischenmahlzeit – aber nur bis 17 Uhr. Ab dann lieber Finger weg von Obst, denn gegen Abend wird der Stoffwechsel träger und das Obst nicht mehr verdaut. Es gärt dann über Nacht im Körper. Die Folge sind Bauchschmerzen und ein aufgeblähter Magen.

Papaya

Das in diesen Tropenfrüchten enthaltene Enzym Papain wirkt stoffwechselanregend und hilft bei der Eiweißverwertung. Und nicht nur das: Papayas sind gute Vitamin-C- und Vitamin-A-Lieferanten, unterstützen also unser Immunsystem. Wer unter Hautproblemen leidet, sollte schon wegen des hohen Betacarotingehalts zu der Tropenfrucht greifen. Eine Papaya hat durchschnittlich drei Gramm an Faserstoffen. Diese Menge kurbelt die Darmfunktion ordentlich an und drosselt außerdem den Cholesterinspiegel.
Die reife Frucht halbieren und entkernen, mit etwas Zitronensaft beträufeln, das bringt zusätzliches Vitamin C. Eine unschlagbare Vitaminbombe ist dieser göttliche Obstsalat, mit dem auch noch die Pfunde purzeln:

Papaya-Obstsalat

Papaya waschen und entkernen, anschließend Fruchtfleisch würfeln, mit geraspelter Möhre mischen und mit Zitronensaft und Ahornsirup abschmecken.

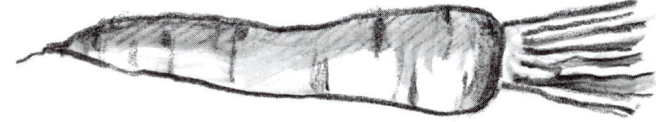

Pfannkuchen

Die folgende fettreduzierte Variante mit Buttermilch schmeckt gut und kann ohne schlechtes Gewissen genossen werden, denn pro Stück haben die Buttermilch-Pfannkuchen nur ca. 140 Kalorien.

Buttermilch-Pfannkuchen

(Für 1 Person)

> 150 Gramm Vollkornmehl
> $1/2$ l Buttermilch
> 3 Eiweiß
> 1 Pr. Salz

Vollkornmehl mit der Buttermilch vermischen. Eiweiß mit einer Prise Salz steif schlagen und unter den Teig heben.
Eine beschichtete Pfanne mit cholesterinfreiem Sojaöl ausreiben und die Pfannkuchen von jeder Seite 4 bis 5 Minuten backen.
Dazu gibt's etwas Ahornsirup, Heidelbeeren oder Apfelkompott.

Popcorn

Wer auf das Knabbern nicht verzichten kann, findet in Popcorn eine echte Alternative, denn es hat erheblich weniger Fett als Chips, Cracker oder Erdnussflips. Die Zeiten, in denen man zu Hause bei der aufwändigen Produktion mindestens einen Kochtopf ruiniert und die komplette Küche verqualmt hat, sind längst vorbei.

Heute gibt es verschiedene Sorten Popcorn für die Mikrowelle in Beutelform. Ganz easy zuzubereiten und in den verschiedensten Geschmacksrichtungen zu haben: süß oder salzig; die amerikanischen Hersteller liefern Popcorn auch mit Butter- oder Käsegeschmack, doch Vorsicht: Diese Sorten enthalten mehr Fett.

Die Knabberei vorm Fernseher ist nun mal urgemütlich, Popcorn haut wenigstens kalorienmäßig nicht so rein, und es schmeckt auch zu Hause wie im Kino.

Rohkost

Bisher hielt man rohes Obst und Gemüse für gesünder und nährstoffreicher als gekochte Lebensmittel. Doch nicht alles ist roh wirklich gesünder. Die Inhaltsstoffe von Brokkoli, Tomaten, Karotten, Spinat und Aprikosen werden z.B. vom Körper besser aufgenommen, wenn sie gekocht oder gedünstet sind. In rohem Zustand gesünder sind Kohlrabi, Sellerie, Zwiebeln, Knoblauch, Fenchel und Ananas.

Als Vorspeise eignet sich rohes Gemüse hervorragend mit Dip. Hinein mit Sellerie, Kohlrabi, Fenchel und Co. in ein Joghurt-Zitrone-Dressing oder in eine Essig-Olivenöl-Soße (siehe auch „Dressings" *Seite 51*). Das macht schon vor der Hauptspeise leicht satt und viel Spaß.

Zu Rohkost und auch zu frischem Vollkornbrot köstlich und in 5 Minuten fertig ist der folgende Dip:

Hummus-Dip

> 1 Dose Kichererbsen
> $^1/_2$ Dose Kidneybohnen
> 4 EL Sesampaste
> 1 EL Olivenöl
> Sojasoße, Salz

Kichererbsen, Kidneybohnen, Sesampaste und Olivenöl im Standmixer verrühren. Wasser je nach gewünschter Konsistenz hinzugeben und ordentlich mixen, bis ein gleichmäßig bräunlicher Brei entsteht. Abgeschmeckt wird mit Sojasoße und Salz.

Sauerkraut

Als Vorspeise dämpft es den Heißhunger und liefert wertvolle Ballaststoffe. Sauerkraut galt lange als Armeleuteessen, weil es billig war und für die Wintermonate gut konserviert werden konnte. Vitamine und Enzyme des Kohls wurden dabei einfach mitkonserviert.

Es war Sauerkraut, das im 17. Jahrhundert die langen Seereisen Captain Cooks möglich machte und die Besatzung mit Nährstoffen wie Kalzium und Kalium versorgte.

Die Milchsäure, die während des Gärungsprozesses entsteht, reinigt den Verdauungtrakt und entschlackt. Also nicht nur zum Abnehmen, auch bei Verdauungs- und Hautproblemen und wegen der Vitamine und Enzyme bei Erkältungen ist Sauerkraut angesagt. Bei 16 Kalorien pro 100 Gramm kann man sich daran richtig satt essen. Kartoffeln sind dazu eine ideale Beilage, denn sie mildern den stark säuerlichen Geschmack.

Senf

Im 18. Jahrhundert wurde Senf nicht nur gegessen; Ärzte benutzten ihn auch als Heilmittel gegen Gelenkentzündungen. Senfumschläge sollen weiterhin Rheuma lindern, denn Senf wirkt antibakteriell und enthält ätherische Öle, die den Stoffwechsel ankurbeln, zum Beispiel Allyl-Senföl.

Senf peppt viele Gerichte auf: Estragonsenf würzt Fischsoßen, Kräutersenf macht sich gut in Salatsoßen und süßer Senf verfeinert gedünstetes Gemüse und Salatsoßen.

Auch als Grillgewürz ist Senf super. Das Fleisch mit Senf einreiben anstatt mit Öl, das schmeckt besser und ist viel magerer. Und Senf sorgt dafür, dass alles schnell verarbeitet wird. Er regt nämlich die Produktion von Darmsäften und damit auch die Verdauung an. Der griechische Philosoph Pythagoras behauptete sogar, Senf schärfe den Verstand.

Shakes & Juices

Vergessen Sie Milchshakes aus der Eisdiele, Selbermachen ist angesagt. Mit Kokosmilch werden Shakes dabei noch cremiger, dazu mit Banane, Zimt und einem Esslöffel Haferflocken anreichern. Nach diesem Drink ist man nur noch glücklich und satt. Auch Kuhmilch-Allergiker können hier richtig einen über den Durst trinken, da die Kokosmilch keine Allergie auslöst. Wichtigstes Utensil bei der Shake-Produktion ist ein richtiger Standmixer. Diese Investition werden Sie nie bereuen.

Apfel-Möhren-Cocktail

(Für 1 Glas)

> 2 große Möhren
> 2 große Äpfel
> 3 dicke, entkernte Trockenpflaumen
> Limetten- oder Zitronensaft
> Zimt

Möhren und Äpfel waschen und durch den Entsafter jagen. Trockenpflaumen im Saft pürieren, mit Limetten- oder Zitronensaft und Zimt abschmecken.

Dieser Beautymix ist besonders reich an Vitamin C und Carotin und hat pro Glas nur 100 Kalorien.

Sojaprodukte

In Asien wird Soja seit Jahrhunderten gegessen, in Europa schätzt man die wertvollen Eigenschaften der Sojabohne dagegen erst seit ungefähr 20 Jahren. Sämtliche Nahrungsmittel aus Soja sind vollkommen cholesterinfrei und deswegen bei hohem Cholesterinspiegel, hohem Blutdruck und Herz-Kreislauf-Erkrankungen zu empfehlen.
Die Fettablagerung wird durch den in allen Sojaprodukten vorkommenden Inhaltsstoff Cholin verhindert, und das enthaltene Magnesium beschleunigt die Fettschmelze in den Zellen.

In gut sortierten Supermärkten und Reformhäusern gibt es inzwischen Sojamilch, Sahneersatz, geniale Kakao-, Vanille-, Erdbeer- und Bananenmilch sowie Puddings mit Karamell-, Vanille- und Schokogeschmack und Joghurtersatz aus Soja, ebenso cholesterinfreies Sojaöl und fettreduzierte Sojamargarine.

Für den herzhaften Gaumen gibt es Tofu, roh und gewürzt oder verarbeitet zu Wurstersatz. Mit Sojacreme lässt sich prima kochen und sogar Vanilleeis herstellen. Für alle, die keine Milchprodukte vertragen, sind Sojaprodukte ein wahrer Segen.

Mir schmeckt der Sojadrink mit Kalziumzusatz am besten. Er ist leicht süßlich und eignet sich besonders gut für Milchkaffee.

Zum Kochen bevorzuge ich eher die ungesüßte Milch, und der Vanilledrink ist ein prima Ersatz für Vanillesoße. Natürlich schmecken die Lebensmittel nicht bei jedem Hersteller gleich. Durchprobieren lohnt sich also.

Soßen und Suppen

„Nur die, die ein reines Herz haben, können eine gute Suppe kochen." Man muss es vielleicht nicht ganz so eng wie Ludwig van Beethoven sehen, aber mit etwas Liebe zur Sache sollte man schon herangehen. Nicht nur Sahne oder Crème fraîche binden Soßen und Suppen, zwei fein pürierte Kartoffeln tun es auch – und sparen dabei eine Menge Fett. Ein Pürierstab ist neben einem Standmixer das zweite Küchengerät, das bei einer fett- und kalorienarmen Ernährung in jeder Küche stehen sollte. Nicht nur Kartoffeln, sondern auch Gemüsesorten wie Brokkoli, Möhren oder Kohl-

rabi lassen sich damit zu cremigen, sättigenden und wohl-
schmeckenden Suppen verarbeiten.

Sogar bei einer Béchamelsoße kann man auf Sahne verzichten. Ihre cremige Konsistenz erhält sie auch mit Brühe und
etwas Schmand.

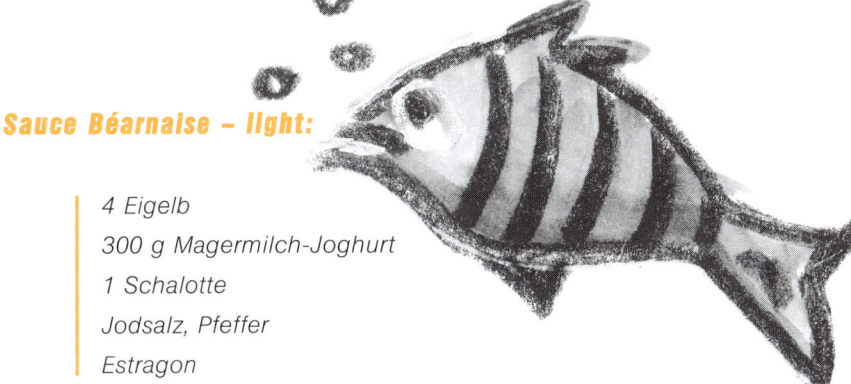

Sauce Béarnaise – light:

4 Eigelb
300 g Magermilch-Joghurt
1 Schalotte
Jodsalz, Pfeffer
Estragon

Eigelb und Magermilch-Joghurt gut vermischen. Eine Schalotte
durch die Knoblauchpresse drücken, in die Masse geben,
unterrühren und mit Jodsalz und Pfeffer würzen.

Anschließend im Wasserbad mit dem Handrührer aufschlagen
und zum Schluss gehackte Estragonblätter hinzugeben.

Schmeckt wunderbar zu Fleisch und Fisch

Spargel

Mit nur 10 Kalorien pro 100 Gramm ist Spargel der effektivs-
te Schlankmacher unter den Gemüsesorten. Er killt quasi
die Kilos, denn er entwässert aufgrund seines hohen
Kaliumgehalts. Wer bei seiner Spargelmahlzeit auf Salz ver-
zichtet, entschlackt noch mehr. Gießen Sie das Kochwasser
nicht weg, sondern trinken Sie es! Es schwemmt zusätzlich
Giftstoffe aus dem Körper.

Spargel sollte bei Frauen um die Tage der Monatsregel immer auf dem Speiseplan stehen. Geschwollene Gliedmaßen schwellen so schnell wieder ab oder kommen gar nicht erst auf.

Spargel sollte nach Möglichkeit immer frisch sein. Lassen Sie sich auf dem Markt oder im Laden keinen alten Spargel andrehen, sondern testen Sie selbst: Einfach das Ende der Spargelstange fest zusammendrücken. Tritt Flüssigkeit aus, ist er frisch. Wenn nicht, ist der Spargel alt und holzig. In diesem Fall ist Spargel aus der Tiefkühltruhe die Alternative. Frische Kräuter machen den Genuss perfekt: Petersilie und Schnittlauch sind die Klassiker zu Spargel, Basilikum, Estragon und Zitronenmelisse werden in der mediterranen Küche benutzt.

Sprossen

„Klein aber oho" passt hier wirklich. Lysin, das den Stoffwechsel ankurbelt und den „Fettfresser" Noradrenalin bildet, ist in Sprossen in großen Mengen enthalten. Vitamin-C-Lieferanten sind Alfalfa, Weizensprossen und Co. auch noch. Dazu kommen die Mineralstoffe Kalium, Eisen, Zink und die B-Vitamine. Sie schmecken besonders gut auf Brot oder im Salat. Egal ob Sommer oder Winter – auf dem Küchenfensterbrett wachsen sie das ganze Jahr. Am leckersten und am gehaltvollsten sind sie nämlich selbstgezüchtet. Den Samen dazu gibt es in Naturkostläden und Reformhäusern.

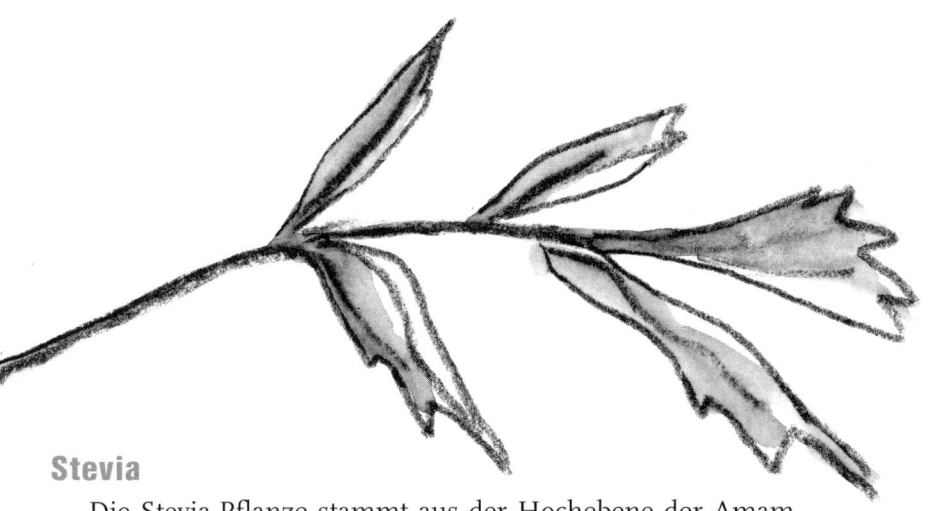

Stevia

Die Stevia-Pflanze stammt aus der Hochebene der Amam-
bay-Berge in Paraguay. In den USA und Japan hat sie längst
den Süßmittelmarkt erobert. Der Honigblatt-Auszug hat
eine bis zu 300fach stärkere Süßkraft als Zucker und eine
heilende Wirkung, vor allem bei Diabetes, Bluthochdruck
Hautproblemen und Haarausfall. Die zahlreichen Enzyme
und das Chlorophyll der Blätter sollen für die Heilkraft der
Pflanze verantwortlich sein. Fünf Vitamine und 13 Mineralstoffe, aber keine einzige Kalorie!
Stevia gibt es als Flüssigsüße, Süßtabletten oder in Pulverform. Man bekommt die verschiedenen Produkte des
Zuckerersatzes in Reformhäusern oder im Versandhandel.
Sie können alles damit süßen, der Geschmack ist allerdings
gewöhnungsbedürftig.

Süße Gewürze

Siehe auch Gewürze *Seite 63.*
Zimt oder das Mark einer Vanilleschote geben einem Dessert
ein unvergleichliches Aroma und senken gleichzeitig das
Verlangen nach viel Zucker. Besonders gut schmecken sie in
Magerquark, Naturjoghurt oder Milchreis.

Vanille würzt sehr intensiv, selbst die ausgekratzte Schote aromatisiert noch andere Lebensmittel, wenn sie nur dazugelegt wird, z.B. Müsli oder Haferflocken. Die Zimtstange wird mitgekocht und danach aus dem Essen entfernt.

Hier eine magere Milchreis-Variante:

Milchreis

Die Milchreiskörner statt mit Milch erst mal mit Wasser kochen, nach der vorgegebenen Kochzeit das Wasser abgießen. Dann erst ist die Milch dran: Den Reis mit Milch aufgießen und noch einmal aufkochen lassen, eine Messerspitze Vanillemark dazugeben und den Brei 5 Minuten lang ziehen und quellen lassen. Schließlich mit etwas Ahornsirup abschmecken. Zimtpulver darüber und frisches Obst dazu.

Dass Zucker und Sahne fehlen, wird Ihnen gar nicht auffallen.

Süßigkeiten

Manche Süßigkeiten sind durchaus erlaubt: Gummibärchen z.B. sind fettfrei, sie liefern den Knochen sogar stärkende Gelatine. Es gibt auch zuckerfreie Weingummi-Sorten in Reformhäusern, ebenso zuckerfreies Lakritz. Von Lakritz sollten Sie aber trotzdem nicht zu viel essen, es treibt nämlich den Blutdruck in die Höhe.

Ein akzeptabler Keksersatz sind süße Reiscracker. Es gibt sie in Kokos-, Karamell-, Apfel-, Schoko- und Vanillegeschmack. Schokolade ist zwar eine Kalorienbombe, aber in Stresssituationen eben auch der beste Seelentröster und daher unbedingt notwendig. Für solche Fälle sollte man Sorten mit hohem Kakaogehalt – mindestens 60% – im Haus oder in der Handtasche haben. Denn bei hohem Kakaogehalt stecken weniger Zucker und weniger pflanzliche Fette in der

Tafel, dafür mehr Vitamine und Mineralien wie Magnesium und Eisen. Damit ist Naschen ab und zu erlaubt.

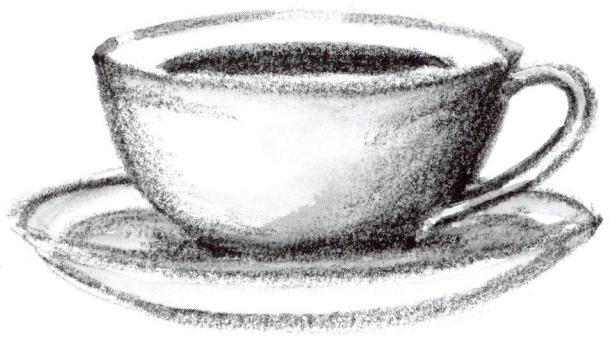

Tee

Grüner Tee macht schlank – die Kalorienverbrennung wird vermutlich durch die Wechselwirkung von Koffein und Flavonoiden ausgelöst –, und er ist reich an Vitamin A. Dieses fördert die Zellneubildung und stärkt die Augen. Weitere wertvolle Inhaltsstoffe: Vitamin B1, B2 und B12. Die Vitamine der B-Gruppe sind gut für die Nerven und für schöne Haut. Die Teeblätter dürfen nie mit kochend heißem Wasser übergossen werden, sondern das Wasser immer erst 5 Minuten abkühlen lassen. Die Blätter können 3- bis 4-mal überbrüht werden.

Schwarzer Tee ist fermentierter grüner Tee. Auch er enthält wie dieser Koffein und Flavonoide, die Stoffwechsel, Kreislauf und Blutdruck positiv beeinflussen und auch in Rotwein enthalten sind. Schwarzer Tee ist einer der wenigen natürlichen Fluorlieferanten und schützt damit die Zähne.

Mate-Tee ist ein guter Kaffeeersatz für zwischendurch. Er enthält 1,2% Koffein, und die spezielle Wirkstoffkombination von Theobromin, Triterpenen und Harzen erweitert die Blutgefäße und dämpft Hungergefühle. Außerdem beugt Mate der Gefäßalterung vor. Gut dazu passen Honig, Zitronensaft oder auch Milch.

Vitamin C

Ein Gramm pro Tag, und kaum ein Fettpölsterchen setzt bei Ihnen an. Ein Gramm ist die optimale Dosis für den Köper, um Noradrenalin zu bilden, das Hormon, das Fett aus den Fettzellen abzieht. Außerdem unterstützt Vitamin C die Bildung von Wachstumshormonen, die nachts das Körpergewebe erneuern und somit Kalorien verbrauchen. Vitamin C wird weiter bei der Verwertung von Eisen, Eiweiß und Zink im Körper benötigt. Nicht zu vergessen ist seine entzündungshemmende Wirkung. Johannisbeeren, Paprika, Kohl und Zitrusfrüchte liefern besonders viel Vitamin C. Depotkapseln aus der Apotheke sorgen für eine ausgeglichene Zufuhr, hier reicht eine pro Tag.

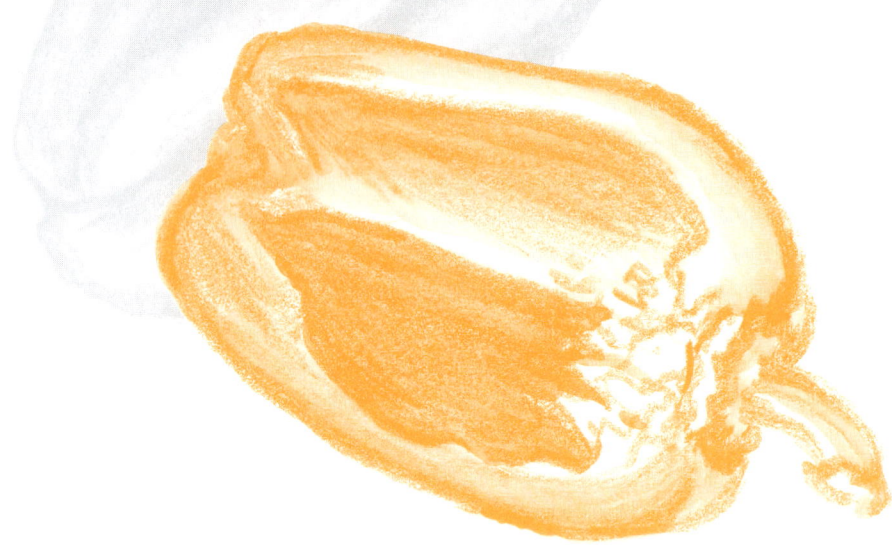

Wasser

Siehe auch Getränke *Seite 62.*

Mineralwasser zügelt den Appetit und bremst Heißhunger.
Ärzte empfehlen ein Glas alle ein bis zwei Stunden und 30
Minuten vor den Mahlzeiten ein bis zwei Gläser. Wasser füllt
den Magen und liefert eine Zusatzdosis an Mineralstoffen.
Tee, Fruchtsaftschorle, Gemüsebrühe oder Tomatensaft tun
das auch.

Tipp: Trinken Sie ab etwa 10 Uhr morgens alle zwei Stunden
ein kleines Glas Eiswasser. Ihr Körper verbraucht rund 30
Kalorien, um dieses auf Körpertemperatur zu erwärmen –
und greift dabei auf Fettdepots zurück.

Insgesamt sollten es pro Tag zwei bis drei Liter Flüssigkeit
sein. Dann funktioniert auch jede Diät besser. Das ist nichts
Neues – und trotzdem sind die meisten Frauen Trinkmuffel.
Und woran liegt es? Daran, dass es unterwegs meist keine
sauberen Toiletten gibt.

Weintrauben

400 Gramm haben nur ca. 250 Kalorien. Geschmacks- und
Inhaltsstoffe gepaart mit entschlackender und reinigender
Wirkung machen Weintrauben zum idealen Zwischensnack.

Mahatma Ghandi hat während seines Fasten-Marathons Traubensaft getrunken. Eine zweitägige Fastenkur nur mit Weintrauben lässt schnell ein paar Pfunde purzeln und hilft bei Hautproblemen und Arthritis. Inhaltsstoffen wie den Flavonoiden der roten Trauben sagt man eine krebsvorbeugende Wirkung nach.

Beim Weinanbau werden die Trauben gespritzt, deshalb immer mit heißem Wasser gründlich waschen!

Weintrauben gefroren

Wer Weintrauben liebt, wird über diesen Tipp besonders erfreut sein: Ein cooler Sommersnack sind geeiste Trauben. Kernlose Trauben gründlich waschen und richtig trockenreiben, abgezupft nebeneinander auf einen Teller legen und einfrieren. Sind sie hart, kann man sie in einem Gefrierbeutel prima in der Truhe oder im Eisfach lagern. Vor dem Vernaschen sollte man sie frühzeitig aus dem Eisfach holen. Denn wenn sie nicht bei Zimmertemperatur mindestens acht Minuten antauen, kleben sie an den Lippen fest, und das kann unangenehm werden. Unangenehm sind die eisigen Trauben auch, wenn man empfindliche Zähne hat. Dann sollte man bei frischen Trauben bleiben.

Weißbrot

Leider ein furchtbarer Dickmacher, genauso wie Croissants und Kekse. Nach seinem Verzehr kommen schnell wieder Hungergefühle auf. Das können Sie ganz leicht testen: Essen Sie sich mal pappsatt an belegtem Weißbrot. Sie werden sich wundern, wie schnell Sie wieder Essensgelüste plagen.

Weißbrot liefert leere Kalorien, beim Croissant kommt auch

noch Fett hinzu. Ein Croissant hat bis zu 400 Kalorien! Ganz
zu schweigen von Frittiertem oder Brandteig. Die anhaltend
sättigende Alternative: Vollkornbrot. Dafür sorgen die enthaltenen Ballaststoffe. Körnerbrot mit Sonnenblumenker-
nen, Kürbiskernen oder Sesam liefern zusätzliche Mineralstoffe und Vitamine.

Wurst

Siehe auch Aufschnitt *Seite 41.*
Pastete, Leberwurst, Mettwurst, Teewurst und Lyoner sind
voll von tierischen Fetten. Es gibt sie zwar auch in fettredu-
zierter Form, aber selbst die fettarme Variante von Tee- und
Leberwurst ist noch sehr kalorienreich. Besser, und vor allen
Dingen gesünder, sind vegetarische Pasten aus dem Reformhaus. Je nach Geschmacksrichtung schmecken sie zumindest wurstähnlich. Auch als Butterersatz sind diese Pasten
lecker.

Wenn Sie gar nicht auf Wurst verzichten wollen, wählen Sie die mageren Sorten. Geflügelwurst liefert wertvolles Eiweiß, Eisen, Zink und Proteine. Ohne den Speckrand, versteht sich, ist auch Schinken ein Schlankmacher: Probieren Sie mal spanischen Serranoschinken mit Melone und Oreganoblättern. Das Carnitin aus dem Schinken und die Enzyme der Melone fördern den Fettabbau in den Zellen.

Tipp: Unter gegrillter Putenbrust oder Geflügelwurst ist eine Curry-Sesampaste zu empfehlen.

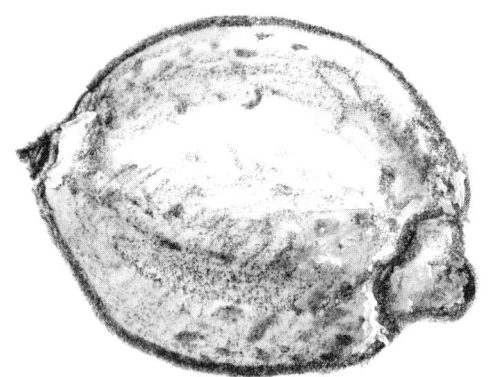

Zitrusfrüchte

Siehe auch Obst *Seite 80 und* Kernobst *Seite 69.*

Alle Zitrusfrüchte senken mit ihrem hohen Vitamin-C-Gehalt sowie Fasern und Ballaststoffen den Cholesterinspiegel, in kleineren Mengen enthalten sie auch B-Vitamine und Vitamin E, Kalium, Kalzium, Magnesium und Phosphor sowie die Mineralstoffe Zink und Eisen. Sie stärken das Immunsystem und sollen vor Krebs schützen.

Die *Zitrone* hat nur 1 Kalorie und ist mit 53 mg die Vitamin-C-Königin.

Eine *Orange* deckt bei 60 Kalorien und mit 50 mg Vitamin C knapp den Tagesbedarf an Vitamin C.

Die *Limone* hat 24 Kalorien, das Interessante an ihr ist der Saft: Sein Vitamin-C-Gehalt liegt höher als der der Grapefruit und etwas niedriger als der einer Zitrone oder Orange.

In der *Grapefruit* stecken 24 Kalorien und mit 44 mg etwa 60% des täglichen Vitamin-C-Bedarfs. Die Pink Grapefruit enthält übrigens etwas mehr.

Mandarinen liefern mit 30 mg nicht ganz so viel Vitamin C, aber genügend Faserstoffe.

Satsumas haben 25 Kalorien pro Stück, eine *Clementine* hat nur 21, ihr Vitamin-C-Gehalt ist mit dem der Mandarine vergleichbar.

Wenn Sie Zitrusfrüchte in fester Form nicht mögen, dann gibt's den Vitamin-C-Gehalt eben in flüssiger Form: Zitrussaft bringt immer Geschmack, egal ob Zitrone, Limette oder Orange, egal ob in Mineralwasser, zu Gemüse, Fisch oder Fleischgerichten, ein paar Tropfen oder ein paar Streifen der unbehandelten Schale bringen einen raffinierten Touch ohne nennenswerte Kalorien.

Zwiebeln

Trotz ihrer wertvollen Inhaltsstoffe führt die Zwiebel als eigenständiges Gemüse eher ein Schattendasein. Zwiebeln enthalten Allicin und weitere Schwefelstoffe, die den Blutfluss und damit die Zellversorgung beschleunigen. Bereits eine Stunde nach Zwiebelgenuss soll sich dadurch die Fettverbrennung deutlich erhöhen. Außerdem sind Zwiebeln nach Algen die pflanzliche Quelle für Jod schlechthin. Jod steuert über die Schilddrüse auch das Hungergefühl.

Versuchen Sie doch einmal das folgende Putengulasch mit viel Zwiebeln:

Puten-Zwiebel-Ragout

(Für 4 Personen)

> *2 große Zwiebeln*
> *1 Knoblauchzehe*
> *3 EL Olivenöl*
> *1 große Möhre*
> *1 Stange Staudensellerie*
> *800 g Putenbrust, gewürfelt*
> *1 geh. TL Mehl*
> *$1/8$ l Hühnerbrühe*
> *$1/4$ l trockener Rotwein*
> *$1/2$ TL Salz*
> *schwarzer Pfeffer, frisch gemahlen*
> *je 1 Msp. getrockneter Thymian und Majoran*
> *1 Lorbeerblatt*

Zwiebeln und Knoblauch schälen, klein schneiden und im Olivenöl anbraten. Die Möhre und den Sellerie klein schneiden, kurz mitbraten und dann die Fleischwürfel zugeben. Knusprig anbraten und Mehl einrühren.
Mit Hühnerbrühe ablöschen, rühren und mehrmals aufkochen lassen, dann den Wein zugeben. Den Wein bei geöffnetem Deckel einkochen lassen und mit Salz, Pfeffer sowie den Kräutern würzen. 15 Minuten bei schwacher Hitze garen.
Dazu schmeckt neben Kartoffeln und Reis auch Hirse sehr gut.

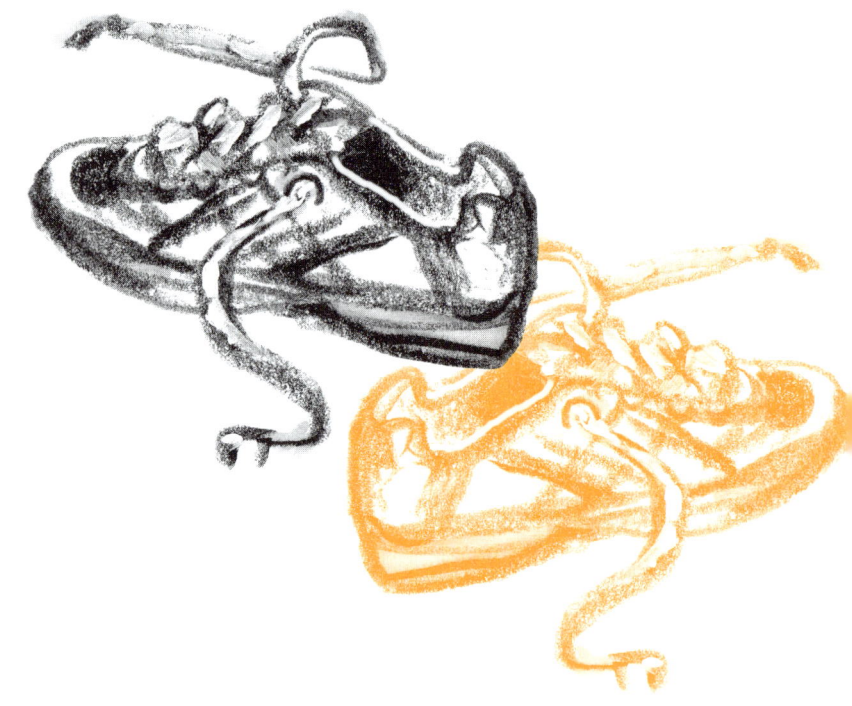

Das Crash-Programm
für den Notfall

Jeder wird mal ohne große Vorwarnung mit einer Situation konfrontiert, die das ganze Leben verändern könnte. Zumindest wertet man sie zu diesem Zeitpunkt so. Genauso wie man in diesem Moment meint, noch dringend die Figur aufpolieren zu müssen. Egal, ob das nun wirklich nötig ist. Wenn man weiß, was man von einem auf den anderen Tag noch schnell tun kann, gibt einem das auf jeden Fall ein sicheres Gefühl. Und das ist in einer bedeutenden Situation schon die halbe Miete.

Das Notprogramm

Morgen muss ich super aussehen! Schlank und fit. Ein wichtiger Termin aus heiterem Himmel, ein Vorstellungsgespräch, der Traummann kommt zu Besuch, oder Sie haben ein Casting für eine Rolle in der neuesten Soap. In so einem Moment hilft nur Ruhe bewahren und erstmal abreagieren.

Joggen Sie eine halbe bis drei viertel Stunde und trinken Sie danach viel Mineralwasser. Jetzt sind Sie bereits ein paar hundert Kalorien los, und der Körper wird entschlackt. Damit geht's auch gleich weiter: Spargel ist das richtige Abendessen, mit Kartoffeln, denn die entwässern zusätzlich. Dann früh ins Bett: Schönschlafen ist angesagt. Zum Frühstück an diesem Tag der Tage ein paar Scheiben reife Ananas ruhig satt essen. Auch über den Tag verteilt können Sie immer wieder Ananas essen.

Jetzt muss der gestraffte und entschlackte Körper nur noch geschickt verpackt werden: Ton in Ton wirkt immer und streckt. Schwarz kaschiert, zu festlich oder zu traurig sollte das Outfit aber auf keinen Fall wirken. Zu einem hellen Blazer gehört ein dunkles T-Shirt, das streckt den Oberkörper genauso wie ein V-Ausschnitt. Dunkle Hosen machen immer schlank – und dazu hohe Schuhe. Automatisch denkt jeder, Sie haben besonders lange Beine.

Doch auf keinen Fall sollten Sie auf hohen Schuhen unsicher wirken, denn das überträgt sich auf die ganze Person. In hohen Stiefeln mit stabilem Absatz geht und steht man sicher. Jetzt fehlt nur noch ein geschicktes Make-up, und ein paar Haarsträhnen sollten verspielt ins Gesicht fallen. So stellen Sie jeden Hungerhaken locker in den Schatten.

Das Make-up

Mit ein wenig Farbe lässt sich viel kaschieren. Wichtig ist eine gute Grundierung, ein Make-up oder eine getönte Tagescreme, die zum Hautton passt. Es heißt zwar immer, eher einen Ton zu hell als zu dunkel, aber zu blass sollte die Grundierung auch nicht sein. Wenn Sie nach dem Auftragen das Gefühl haben, Sie sehen nur mit der Grundierung schon ein wenig frischer aus, dann ist der Farbton richtig.

Darauf kommt dann zum Mattieren ein farbloser Puder. Jetzt lässt sich das Rouge gut auftragen: Mit Rouge kann man am meisten „wegschminken" oder besser gesagt „modellieren". Wählen Sie ein natürliches Rotbraun in Richtung Terracotta und tragen Sie die Farbe mit einem großen Pinsel zuerst an den Schläfen entlang auf. Von dort leicht in Richtung Wangenknochen. Sanfte Balken geben dem Gesicht Kontur.

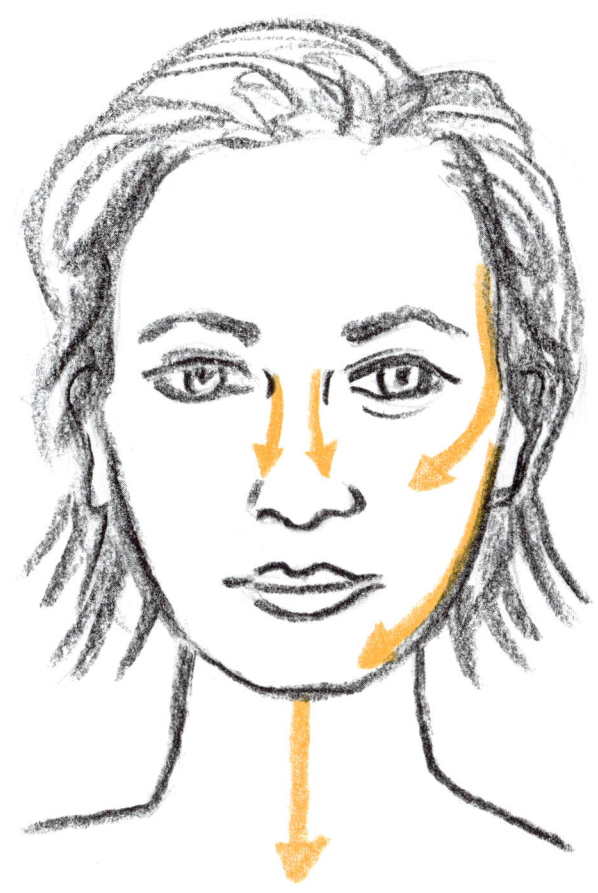

Um das Gesicht noch mehr zu formen, wird die Kinnpartie eingelegt, d. h. mit dem Pinsel von den Schläfen am Kiefer entlang in Richtung Kinn streichen. Und den Hals nicht vergessen. Eine gerade Linie vom Kinn in Richung Dekolleté streckt, erst recht bei großen Ausschnitten. Und als I-Tüpfelchen können Sie ganz leicht am Nasenbein links und rechts entlang fahren. Das macht eine schöne schlanke Nase.

Nach dem Rouge sind die Augen dran. Diese sollten betont werden, sie sollten der Eyecatcher sein. Kein Mensch sieht bei ausdrucksvollen Augen noch ein Pfund zu viel. Auch der Mund braucht natürlich Farbe, ein dezenter Rotton schmeichelt immer, wenn er im Ton zum Rouge passt. Ihr nächstes Date wird begeistert sein.

Register

Nahrungsmenge 25
Newman, Paul 53
Nietzsche, Friedrich 26
Noradrenalin 88, 92
Notprogramm 101
Nudeln 78
Nüsse 35, 57, 79

Obst 69 f., 80
Obstsalat 81
Öl-Wasser-Spray 25, 29, 32 f.
Orange 97

Papain 80
Papaya 80
Pasten, vegetarische 95
Pasteur, Louis 71
Pektin 39, 44 f.
Pesto 78
Petersilie 73
Pfanne 29
Pfannkuchen 81
Pfeffer 64
pflanzliche Fette 56
Pflaumen 70
Phosphor 79, 96
Piment 64
Pink Grapefruit 97
Piperin 64
Plätzchen 60
    Kaloriengehalt 60
pochieren 32
Pommes frites 67
Popcorn 81
Porridge 65
Proteine 36, 58
Puder 102
Pulsuhr 17, 22
Putenbrust 41, 72
putzen 13

Rad fahren 13
Reagan, Ronald 47
Reiscracker 90
Restaurant 26
Rohkost 25, 61, 82
Rosmarin 73
Rotwein 91
Rouge 102

Säfte 15 f., 61, 63, 76, 85, 97
Sahnetorte 20
Salat 68
Salbei 73
Samen 79
Satsumas 97
Sättigung 23
Sauce Béarnaise 87
Sauerkraut 83
Saunabesuch 16, 28
Schaffleisch 58
Schlafen 10, 101
Schlankheitstricks 10
Schminken 18
Schnittlauch 73
Schokolade 13, 90
Schwarzer Tee 91
Schwimmen 14, 27
Selen 47, 58, 79
Senf 32, 84
Serotonin 53, 78
Serranoschinken 96
Shakes 84
Snack-Timing 20
Sodium 63
Soja 49, 85
    Sojaeis 55
    Sojamargarine 48
    Sojamilch 20, 65
    Sojasoße 33
Solarium 22
Soßen 41, 86
Spaghetti 78

Anja Ellermann
Der Detoxplan
Das neue Energie-Programm für Körper und Seele
ca. 96 Seiten, zahlr. farb. Abb.
ISBN 3-8025-1453-X

Sie fühlen sich abgespannt, müde, gestresst und
kraftlos, ohne wirklich krank zu sein?
Hier hilft der Detoxplan!
Der Detoxplan ist ein Energie-Gewinnungsplan,
der eine komplette Grundreinigung des Körpers
leistet – ganzheitlich, stufenweise und
mit geringen Mitteln.

Wählen Sie aus einem reichhaltigen Angebot nach
Ihren persönlichen Bedürfnissen aus: Egal ob Sie
Power für eine anstrengende Woche tanken möchten oder innere Ruhe suchen, um sich für eine
besondere seelische Beanspruchung zu wappnen –
der Detoxplan hat genau das Richtige für Sie.

Der Detoxplan gibt Ihnen ein ganz neues
Körperbewusstsein, neue Energie und
geistige Klarheit.

Ab April bei Ihrem Buchhändler

vgs verlagsgesellschaft, Köln

Gabriele Grünebaum
Illustrationen von Franziska Becker
Ich will ein Baby
Kinderwunsch und Fruchtbarkeit
160 Seiten
ISBN 3-8025-1420-3

Nicht immer klappt es auf Anhieb mit der Schwangerschaft.
Die Gründe dafür können vielfältig sein und müssen keineswegs
immer auf organischen Problemen beruhen.
Sie wollen ein Baby? Dieser umfassende Ratgeber beantwortet
alle Ihre Fragen zur Fruchtbarkeit:

■ Wie funktioniert die Fortpflanzung eigentlich?
■ Wann ist der günstigste Zeitpunkt für eine Empfängnis?
■ Woran kann es bei *Ihr* liegen, wenn es nicht klappt,
und woran bei *Ihm*?
■ Wie kann ich meine Fruchtbarkeit selbst beeinflussen?
■ Was bedeutet natürliche Familienplanung?
■ Welche Alternativen bietet die moderne Medizin zur
hormonellen Stimulation und künstlichen Befruchtung?
■ Sind Leihmütter und Leihväter auch die Eltern des Kindes?

In dem ausführlichen Anhang finden Sie Adressen von
Ansprechpartnern in Sachen Fruchtbarkeit und alle wichtigen
Begriffe zum Nachschlagen.

Treffsicher und mit einem Augenzwinkern begleiten die
Illustrationen von Franziska Becker Ihren Weg
zum eigenen Baby.

Mit Eisprungkalender zur Berechnung Ihrer fruchtbaren Tage.

vgs verlagsgesellschaft, Köln